Heiko Lorenzen

Fatigue Management

Umgang mit chronischer Müdigkeit und Erschöpfung

Ein Ratgeber für Betroffene, Angehörige und Fachleute des Gesundheitswesens

RATGEBER

für Angehörige, Betroffene und Fachleute

Herausgeber

DVE
Deutscher Verband
Ergotherapie

Heiko Lorenzen

Fatigue Management

Umgang mit chronischer Müdigkeit und Erschöpfung

Ein Ratgeber für Betroffene, Angehörige und Fachleute des Gesundheitswesens

Bibliografische Information der Deutschen Bibliothek
Die Deutsche Bibliothek verzeichnet diese Publikation in der Deutschen Nationalbibliografie; detaillierte bibliografische Daten sind im Internet über http://dnb.ddb.de abrufbar.

3., geringfügig überarbeitete Auflage 2023
2., überarbeitete Auflage 2022
1. Auflage 2010
ISBN 978-3-8248-1298-1
eISBN 978-3-8248-9845-9

Mollweg 2, D-65510 Idstein
Vertretungsberechtigte Geschäftsführer:
Dr. Ullrich Schulz-Kirchner, Martina Schulz-Kirchner
Titelfoto: © Andrzej Wilusz – Adobe Stock
Fotos Innenteil: © Autor und Julia Schmitz (Abb. 16, 17, 18)
Fachlektorat: Reinhild Ferber, Thomas Leidag
Lektorat: Doris Zimmermann
Umschlagentwurf und Layout: Petra Jeck, Susanne Koch
Druck und Bindung: Plump Druck & Medien, Rolandsecker Weg 33, 53619 Rheinbreitbach
Printed in Germany

Inhalt

Vorwort des Herausgebers zur zweiten Auflage

Ich freue mich, dass dieser „Ratgeber für Angehörige, Betroffene und Fachleute" nun in einer zweiten aktualisierten Auflage erscheint – allein dieser Umstand weist auf die Bedeutung des Themas Fatigue und vor allem den Umgang mit diesem Syndrom hin. Eine über Wochen anhaltende starke Müdigkeit oder Erschöpfung kann viele Ursachen haben, wirkt sich aber immer massiv auf die Lebensführung der davon betroffenen Menschen aus – bis hin, dass irgendwann „gar nichts mehr geht".
Dieser Ratgeber trägt das vorhandene Wissen zusammen, beinhaltet ein Programm mit sieben Lektionen zum eigenen Management der Erkrankung, enthält Checklisten und viele konkrete Beispiele, wie der Alltag erleichtert werden kann. Er vermittelt auch weiterführende Hilfen, wie beispielsweise Adressen von Selbsthilfegruppen.
Der Inhalt des Buches kann einen Beitrag leisten, die von Fatigue betroffenen Menschen zu Experten für die eigene Erkrankung zu machen – denn Management bedeutet hier ein bewusstes Haushalten mit der noch vorhandenen Energie und den eigenen Aktivitäten. Diese Erkrankung zu verstehen und sie in der Öffentlichkeit bekannter zu machen, erscheint umso wichtiger, da man sie den Betroffenen nicht ansieht – was zusätzlich Konfliktpotenzial auf der zwischenmenschlichen Ebene zur Folge hat.

Die wissenschaftliche Beschreibung des Fatigue-Syndroms begann erst um das Jahr 2000 – selbst für unsere schnelllebige Zeit ist dies für eine Erkrankung noch nicht lange her und die Versorgung der davon betroffenen Menschen ist immer noch eher schlecht. Als Heiko Lorenzen diesen Ratgeber erstmals vor zehn Jahren veröffentlichte, nannte er eine Reihe von Erkrankungen, die ein Fatigue-Syndrom zur Folge haben können – unter anderem auch Viruserkrankungen. Doch keine der genannten Viruserkrankungen war so allgegenwärtig und weit verbreitet wie das SARS Cov-19 Virus. Schon bei den SARS- und MERS-Epidemien von 2003 und 2015 wurde das Fatigue-Syndrom als Folge beobachtet. Aktuell kämpft die Welt gegen die COVID-19-Pandemie und wir erleben, dass ein Fatigue-Syndrom bei Post- und Long COVID häufig ist. Informationen über das Fatigue-Syndrom sind dadurch noch bedeutsamer geworden, denn es werden nun leider noch viel mehr Menschen in ihrer Lebensführung dadurch betroffen sein und konkrete Hilfe benötigen.

Andreas Pfeiffer
Herausgeber für den DVE

Vorwort des Herausgebers zur ersten Auflage

Die „Ratgeber für Angehörige, Betroffene und Fachleute" vermitteln kurz und prägnant grundlegende Kenntnisse (auf wissenschaftlicher Basis) und geben Hilfestellung zu ausgewählten Themen aus den Bereichen Ergotherapie, Sprachtherapie und Medizin.
Die Autorinnen und Autoren dieser Reihe sind ausgewiesene Fachleute, die seit vielen Jahren als Therapeuten in der Behandlung und Beratung und/oder als Dozenten in der Aus- und Weiterbildung tätig sind. Sie sind jeweils für den Inhalt selbst verantwortlich und stehen Ihnen für Rückfragen gerne zur Verfügung.
Im vorliegenden Band „Fatigue Management" hat der Ergotherapeut und Leiter einer Kölner Ergotherapieschule Heiko Lorenzen seine therapeutische Arbeit nicht nur für Betroffene, sondern auch für deren Angehörige sowie für Lernende treffend zusammengefasst.
Anhand eines kurzen Interviews erfolgt zunächst eine prägnante Einführung in die Probleme eines Menschen, der von Fatigue betroffen ist.
Anschließend stellt H. Lorenzen mit viel Sorgfalt die schwierigen und komplexen Zusammenhänge von Menschen mit Fatigue dar, verbunden mit medizinischen Hintergründen und diagnostischen Möglichkeiten. Hierdurch wird es Angehörigen, Patienten, aber auch Therapeuten ermöglicht, sich in die oft schwer nachvollziehbaren Probleme, die die Erkrankung mit sich bringt, einzudenken bzw. einzufühlen.
Sehr alltagsorientiert folgen dann in sieben Lektionen konkrete Vorschläge und Tipps für verschiedene Situationen, die Menschen mit Fatigue täglich bewältigen müssen. Sei es Aktivität oder Pause, Haushalt oder Beruf – Betroffene, Angehörige und auch Fachleute finden gute Hinweise, die sich sofort in die Praxis umsetzen lassen.
Es folgen eine Übersicht mit wichtigen Kontaktadressen, vertiefende Literaturangaben sowie konkrete Arbeitsmaterialien, die für die sofortige Umsetzung der Hinweise sehr hilfreich sind und diesen Ratgeber abrunden.
Durch die alltagsnahe Darstellung kann das Buch dazu beitragen, die im Behandlungsprozess den Patienten und Angehörigen oft mündlich gegebenen Informationen näher zu bringen. Es empfiehlt sich daher als gute Ergänzung der Behandlung. Der Behandlungserfolg und vor allem das Zusammenleben im Alltag können durch die größere Transparenz sicherlich verbessert werden.
Wir hoffen, mit diesem Ratgeber dazu beizutragen, dass der alltägliche Umgang mit Menschen mit Fatigue von weniger Schwierigkeiten geprägt ist und so die Belastungen der Betroffenen selbst und deren Angehörigen verringert werden können.

Arnd Longrée
Herausgeber für den DVE

Einleitung

Der Begriff „Fatigue“ (sprich: Fatieg, Betonung auf der zweiten Silbe) ist französischen Ursprungs und wird mit Ermüdung bzw. Müdigkeit – auch im Sinne von mechanischer Materialermüdung – übersetzt. In den englischen Wortschatz übernommen, wird Fatigue dort als Ausdruck für besonders starke Müdigkeit bzw. Erschöpfung verwendet. In der deutschen Sprache dagegen ist von Fatigue ausschließlich in medizinischen Zusammenhängen die Rede, nämlich bei einer krankhaften Ausprägung von Müdigkeit und Erschöpfung. Doch ab wann ist die Ermüdbarkeit eines Menschen bzw. der Grad der Erschöpfung als krankhaft und damit behandlungsbedürftig anzusehen?

Ermüdung und Erschöpfung sind zunächst einmal normale Zustände, die nicht in jedem Fall als negativ erlebt werden. Nach sportlicher Betätigung oder einem intensiven Arbeitstag kann die eintretende Erschöpfung ein durchaus angenehmes und befriedigendes Gefühl sein. Aber auch unangenehme und länger andauernde Erschöpfung ist jedem bekannt, z. B. während und nach einer starken Erkältung oder Grippe. Ein weiteres Beispiel für normale gesteigerte Ermüdbarkeit ist die mit dem Alter abnehmende körperliche Belastungsfähigkeit, was zu einer schnelleren Ermüdung bzw. Erschöpfung und längeren Erholungsphasen führt. Im Gegensatz dazu stellt Fatigue eine deutliche Abweichung von diesem Normalzustand dar. Dies ist u. a. dadurch gekennzeichnet, dass die Müdigkeit bzw. Erschöpfung deutlich länger anhält, stärker ausgeprägt ist und längere Schlaf- und Ruhephasen – im Vergleich zur Rekonvaleszenz nach einer Grippe – nicht zu einer kontinuierlichen Besserung der Symptomatik führen. Außerdem wirkt sich Fatigue massiv auf alle alltäglichen Aktivitäten sowie das psychosoziale Wohlbefinden und die subjektive Lebensqualität aus.

Bei der Behandlung von Fatigue gibt es bislang nur wenig Erfahrung mit medikamentösen Ansätzen. Die Entwicklung entsprechender Wirkstoffe steckt nach der Einschätzung von Experten noch in den „Kinderschuhen“, d. h., es befinden sich verschiedene Wirkstoffe in der Erprobung, aber eine eindeutige Therapieempfehlung gibt es noch nicht. Deshalb sind an Fatigue leidende Menschen gezwungen, sich auf ihre Störung einzustellen und einen eigenverantwortlichen Umgang damit zu erlernen. Dies stellt eine große Herausforderung für die betroffenen Personen selbst, aber auch für alle Beteiligten des sozialen Umfeldes dar. Denn mit dem Fatigue-Syndrom zu leben bedeutet meistens, Tagesabläufe anders zu organisieren, Rollen innerhalb der Familie oder Partnerschaft neu zu definieren, bestimmte Aktivitäten an andere abzugeben und unter Umständen auch professionelle Hilfe in Anspruch zu nehmen, z. B. eine Haushaltshilfe oder einen Pflegedienst.

Der vorliegende Ratgeber

- vermittelt die wesentlichen Kennzeichen des Fatigue-Syndroms sowie medizinische Hintergründe;
- macht die Krankheitssituation der betroffenen Menschen verständlicher;
- zeigt Möglichkeiten auf, Fatigue diagnostisch zu erfassen und die Auswirkungen dieser Erkrankung messbar zu machen;
- vermittelt Strategien zur Bewältigung des Alltags und Steigerung der Lebensqualität trotz Fatigue;
- regt zu einem kompetenten und eigenverantwortlichen Umgang mit der Erkrankung an.

Für eine über den Ratgeber hinausgehende Auseinandersetzung mit dem Thema werden in einem abschließenden Kapitel weiterführende Informationen wie Adressen von Selbsthilfegruppen, Weblinks, Buchtipps bereitgestellt.

Fatigue Management beispielhaft erläutert

In dem folgenden fiktiven Interview berichtet Herr Specht von seinen Erfahrungen mit dem Fatigue Management. Das Interview zeigt beispielhaft wesentliche Merkmale der persönlichen Auswirkungen von Fatigue und entsprechende Möglichkeiten des Fatigue Managements auf.

Herr Specht, warum haben Sie beschlossen, sich mit Fatigue Management zu beschäftigen?
Es ging irgendwann gar nichts mehr. Ich war ständig frustriert, hatte wenig Freude am Leben, Minderwertigkeitsgefühle. Außerdem war da die Angst, durch die ständige Müdigkeit irgendwann den Job zu verlieren.

Ist Ihre Müdigkeit durch das Fatigue Management nun geringer geworden?
Nicht direkt. Aber ich leide weniger unter der Müdigkeit und kann meine Energien besser einteilen. Deutlich gestiegen sind meine Stimmung und Zuversicht.

In dem Programm wird empfohlen, bestimmte Aktivitäten gar nicht mehr oder seltener zu machen als sonst. Nimmt Ihnen das nicht eigentlich viel von Ihrer Lebensqualität?
Im Gegenteil. Erst dadurch werden viele Dinge wieder möglich, die ich vorher nicht mehr geschafft habe. Ich kann z. B. im Sommer die Würstchen wieder selbst auf den Grill legen und muss sie nicht an meinen Liegestuhl gebracht bekommen. Das bedeutet Lebensqualität!
Ich habe vorher einen Großteil meiner Energie an ziemlich unwichtige Dinge verschwendet. Es fiel mir zwar zunächst nicht leicht, Prioritäten zu setzen. Aber schlussendlich habe ich das Gefühl, mich von einer Last befreit zu haben.

Wie hat Ihre Familie darauf reagiert?
Als ich beschlossen habe, mich aktiv mit dem Programm auseinanderzusetzen, habe ich von Anfang an meine Familie mit einbezogen. Meiner Frau und unseren beiden Söhnen war klar, dass etwas geschehen musste. Sie waren froh, dass ich etwas tue, und haben mich sehr dabei unterstützt. Durch das Verständnis meiner Familie kann ich meine Grenzen nun besser akzeptieren als vorher und überfordere mich weniger.

Was hat sich für Sie persönlich verändert?
Je länger ich mich mit der Thematik auseinandersetze, lese und experimentiere, desto mehr fühle ich mich als Experte meines Problems. Ich habe das Gefühl, viele Möglichkeiten an der Hand zu haben, mein Problem in den Griff zu bekommen.

Was hat Ihnen an dem Programm am besten gefallen?
Mir gefiel die Lektion über Strategie und Technik am besten. Da ich sehr technikinteressiert bin, konnte ich das gut annehmen und habe auch schon eigene Ideen umgesetzt. Zum Beispiel werden meine Balkonpflanzen nun automatisch über ein kleines unauffälliges Bewässerungssystem aus dem Baumarkt gegossen. Darauf bin ich total stolz und spare mir das mehrfache Befüllen der Gießkanne und das Gießen.

Können Sie das Fatigue Management denn jetzt als erfolgreich abgeschlossen betrachten?
Nein, Fatigue Management darf man sich nicht wie ein Medikament vorstellen, das man eine Zeit lang einnimmt und dann ist der Spuk vorbei. Man muss ähnlich wie bei einem Fitnesstraining regelmäßig weitermachen, damit der erwünschte Effekt erhalten bleibt. Man muss immer darauf achten, was der Körper braucht bzw. was man ihm zumuten kann und sich der jeweiligen Tagesform anpassen. Ein normal gesunder Mensch, der seine Fitness nicht nur erhalten, sondern steigern möchte, muss sich ehrgeizige Ziele stecken und mit Fleiß daran arbeiten. Ansonsten tritt man auf der Stelle. Und wer sich für einen Marathon fit machen möchte, muss einen Großteil der Tagesstruktur und des Freizeitbereiches darauf ausrichten.

Den Bezug zu einem Fitnesstraining kann ich nachvollziehen. Wer beim Joggen schon fünf Kilometer schafft, nimmt sich vielleicht vor, in einem Monat drei Kilometer mehr zu laufen und trainiert entsprechend. Aber wie muss ich mir die Ziele beim Fatigue Management vorstellen?
Bei mir sind es vor allen Dingen Veränderungen, die sich nicht so schnell realisieren lassen, die Zeit und Vorbereitung brauchen. Zum Beispiel haben meine Frau und ich überlegt, in eine Wohnung mit Fahrstuhl und kurzen Wegen zu Bus und Bahn umzuziehen. Zurzeit muss ich zu Fuß in den zweiten Stock gehen. Zur nächsten Bushaltestelle gehe ich an guten Tagen 12 Minuten. Das raubt mir sehr viel Energie.
Außerdem spare ich zurzeit auf ein dreispuriges Fahrrad mit elektrischer Tretunterstützung. Darauf kann ich mich jederzeit ausruhen, ohne abzusteigen, und kann genussvoll im Zeitlupentempo fahren. Eine Probefahrt hat mich zu einem echten Fan dieser Räder gemacht.

Herr Specht, ich danke Ihnen für dieses Gespräch.

| Was ist Fatigue?

Fatigue ist ... „ein Leiden, das man seinem schlimmsten Feind nicht wünscht und für das man keine Worte hat, um es seinem besten Freund zu beschreiben."

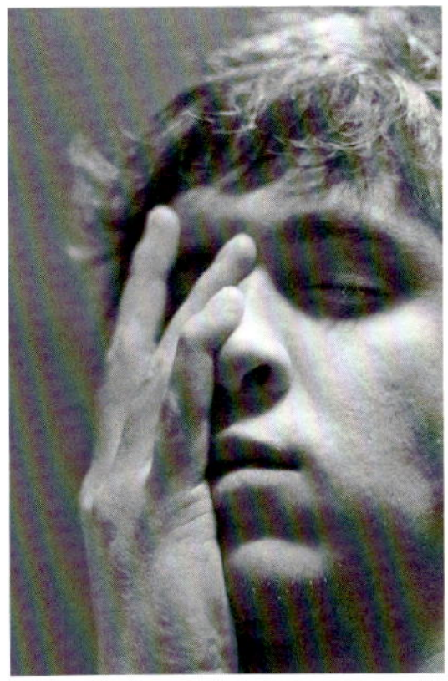

© Nick Counts

Diese Aussage eines Betroffenen macht das Dilemma deutlich, in dem sich die Menschen befinden. Es handelt sich beim Fatigue-Syndrom einerseits um eine Störung, die zu starken Einschränkungen im alltäglichen Leben führt, soziale Kontakte auf ein Minimum reduziert und damit die gesamte Lebensgestaltung auf den Kopf stellen kann. Fatigue führt darüber hinaus häufig zu einem höheren Behinderungsgrad als viele andere chronische Erkrankungen, die nicht mit Fatigue einhergehen. Andererseits sieht man den betroffenen Menschen ihre Erkrankung nicht an. Es handelt sich um eine unsichtbare Störung, die nicht direkt beobachtbar bzw. messbar ist, sondern vor allem subjektiv empfunden wird. Dadurch stoßen Betroffene innerhalb der Familie, des Freundeskreises und auch im beruflichen Umfeld vielfach auf Unverständnis.

Allerdings ist Fatigue auch für Fachleute wie Ärzte und Therapeuten ein schwer zu erfassendes Problem. Obwohl Fatigue mit sehr vielen chronischen Erkrankungen, wie z. B. Multiple Sklerose, Krebs, Morbus Parkinson, Schlaganfall, Schädel-Hirn-Trauma und rheumatoider Arthritis, einhergeht, entgeht sie oft der Aufmerksamkeit der behandelnden Fachleute. Ein prägnantes Beispiel dafür ist eine Untersuchung, in der Onkologen und Krebspatienten gefragt wurden, welche Symptome der Krebserkrankung für sie besonders relevant sind. Für die Ärzte stand der Schmerz an erster Stelle, für die Betroffenen die Müdigkeit und Erschöpfung. Selten erfolgt daher eine entsprechende ärztliche Diagnose oder eine spezifische Behandlung der Fatigue. Der Grund dafür könnte sein, dass Müdigkeit und Erschöpfung zunächst einmal physiologische Reaktionen eines geschwächten Organismus sind und in der Regel zum Genesungsprozess gehören. Die Grenze zum pathologischen Zustand ist fließend und davon abhängig, wie die betroffenen Personen dies erleben. Zudem stehen die Intensität von Fatigue und die Symptome einer Grunderkrankung nicht unbedingt im gleichen Verhältnis zueinander. So kann z. B. die Grunderkrankung eher mild verlaufen, während Müdigkeit und Erschöpfung stark ausgeprägt sind – und umgekehrt.

Woran erkenne ich das Fatigue-Syndrom?

Das Fatigue-Syndrom äußert sich in einem unüberwindlichen, anhaltenden und meist ganzkörperlichen Gefühl physischer und/oder mentaler Erschöpfung. Das bedeutet, dass viele Betroffene sowohl körperlich als auch geistig weniger leistungsfähig sind als vor der Erkrankung. Für Bewegungen des Körpers, aber auch für Aufmerksamkeits- und Gedächtnisleistungen haben Betroffene das Gefühl, deutlich mehr Energie aufbringen zu müssen – häufig mehr, als ihnen zur Verfügung steht.

Fatigue ist ... „wenn einem der Gang zum Kaufmann um die Ecke wie die Besteigung eines Zweitausenders erscheint."

Bei Fatigue besteht ein Missverhältnis zwischen der Belastung und dem anschließenden Erschöpfungsgefühl, sodass bereits geringe Anstrengungen, wie z. B. die Durchführung der morgendlichen Hygiene oder die Zubereitung einer Mahlzeit, zu erheblicher Erschöpfung führen können. Das wohl entscheidende Kennzeichen aber ist, dass Schlaf nicht zur Regeneration führt. Unter Fatigue leidende Menschen berichten, dass sie erschöpft einschlafen und am nächsten Morgen genauso kraft- und energielos wieder aufstehen.

Fatigue ist ... „das Gefühl, ständig übermüdet zu sein, und der Wunsch, endlich einmal auszuschlafen."

Abschließend können folgende Merkmale festgehalten werden:

Fatigue

- ist eine subjektiv empfundene Erkrankung, die in der Regel nicht sichtbar und nicht direkt messbar ist
- ist Begleiterscheinung vieler chronischer Erkrankungen und oft das relevanteste Symptom einer Erkrankung
- hat meistens organische bzw. neurophysiologische Ursachen
- ist ein ganzkörperliches Gefühl physischer und/oder mentaler Erschöpfung
- ist durch Schlaf nicht ausgleichbar, d. h., es erfolgt keine Regeneration durch Schlaf

Ist Fatigue ein anderes Wort für Burnout?

Fatigue ist nicht gleichzusetzen mit Burnout, auch wenn die Symptome und die Folgen für den Gesundheitszustand vergleichbar sind. Während Fatigue meist eine organische bzw. neurophysiologische Ursache zugrunde liegt, ist Burnout das Ergebnis eines bestimmten Lebensstils.

Wer sich beruflich und/oder privat sehr viel zumutet, sich wenig Erholung gönnt, nicht auf ausreichend Schlaf achtet und sich zudem auf ungesunde Weise ernährt, geht das Risiko einer anhaltenden Ermüdung und Erschöpfung ein. Die Energiespeicher sind infolge eines „Raubbaus" am eigenen Körper leer und durch normale Erholungsphasen nicht wieder aufzufüllen. Man spricht dann von Burnout. Streng medizinisch betrachtet, führt ein derart exzessiver Lebensstil auch zu körperlichen Veränderungen. So weisen bei Burnout z. B. die Cortisol-Konzentration sowie gewisse Botenstoffe im Gehirn durch Überlastung der stressassoziierten Hormon- und Neurotransmittersysteme dauerhaft verminderte Werte auf.[1] Durch eine rechtzeitige und konsequente Änderung des Lebensstils sowie eine unterstützende medikamentöse Therapie bilden sich sowohl die subjektiv empfundenen als auch die körperlichen Symptome in der Regel aber wieder zurück. Auch das Fatigue-Syndrom und seine Auswirkungen auf das tägliche Leben lassen sich positiv beeinflussen. Aufgrund der unterschiedlichen Ursachen und Prognose müssen bei Fatigue jedoch in der Regel andere therapeutische Wege eingeschlagen werden als bei einem Burnout.

| Ursachen von Fatigue (Pathophysiologie)

Grundsätzlich können zwei Kategorien von Fatigue unterschieden werden:

1. Fatigue als Begleiterscheinung einer Vielzahl chronischer Erkrankungen, wie Multiple Sklerose, Krebs, Morbus Parkinson, Schlaganfall, systemischer Lupus erythematodes, rheumatoide Arthritis, HIV/AIDS, Post-COVID-Syndrom, ME/CFS
2. Fatigue als Folge anderer Umstände, z. B. schwere Schlafstörungen, Schlafapnoe, anhaltende Schmerzen, Schilddrüsenerkrankungen, Anämie, Interferonbehandlung, Chemotherapie

In einigen Zusammenhängen sind die Faktoren, die Fatigue auslösen, bekannt und können entsprechend behandelt werden. Ein Beispiel dafür ist die Anämie, die sog. Blutarmut. Anämie tritt z. B. infolge starken Blutverlustes, ausgeprägter Mangelernährung aber auch in Zusammenhang mit Krebserkrankungen auf. Durch die Verminderung der roten Blutkörperchen kommt es zu einer Unterversorgung der Zellen mit Sauerstoff. Die Folgen sind u. a. Leistungsabfall und Müdigkeit. Werden die Ursachen der Anämie beseitigt, so verschwindet in der Regel auch die Fatigue-Symptomatik. Dies gilt ebenfalls für schwere oder lang anhaltende Schlafstörungen, Schmerzen und Schilddrüsenerkrankungen.

In den meisten Fällen von Fatigue als Symptom chronischer Erkrankungen sind die zugrunde liegenden Mechanismen trotz jahrzehntelanger Forschungsbemühungen nach wie vor unklar. Man geht mittlerweile davon aus, dass es nicht eine einzige Fatigue auslösende Ursache gibt, sondern dass mehrere sich bedingende und verstärkende Faktoren zusammenkommen.

Die folgenden Erklärungsansätze zur Entstehung von Fatigue sind stark komprimiert und vereinfacht dargestellt. Aufgrund der Komplexität von Fatigue und der Vielzahl möglicher Einflussfaktoren ist die Darstellung auf jene Ansätze beschränkt, die in der aktuellen Fachliteratur zurzeit als vielversprechend und wissenschaftlich belegbar gelten.

Veränderungen innerhalb des zentralen Nervensystems (ZNS) und endokrinen Systems

Strukturelle Schädigungen des ZNS, d. h. Schädigungen von Nervenzellen und Hirngewebe, gehen häufig mit Fatigue einher. Bei unterschiedlich verlaufenden degenerativen Erkrankungen wie Morbus Parkinson und Multiple Sklerose, aber auch bei traumatischen Einwirkungen auf das Gehirn (z. B. Schädel-Hirn-Trauma) gehört Fatigue zu häufigen und z. T. zu den ausgeprägtesten Symptomen. Da die Schäden am ZNS bei den genannten Erkrankungen in der Regel unterschiedlich lokalisiert sind, geht man nicht davon aus, dass eine bestimmte Hirnregion für die Entstehung von Fatigue verantwortlich ist. Vielmehr werden Störungen der biochemischen Abläufe innerhalb des ZNS angenommen, z. B. bei der Regulierung bestimmter Neurotransmitter (Botenstoffe im Gehirn). In diesem Zusammenhang werden u. a. Fehlfunktionen in der Ausschüttung des mit Schlaf und Schläfrigkeit in Verbindung stehenden Serotonin und dem als „Glückshormon" bekannten Dopamin angenommen.

Des Weiteren wird eine Dysregulation der dreigliedrigen Hormonachse von Hypothalamus, Hypophyse (Hirnanhangdrüse) und Nebennierenrinde, der sog. HPA-Achse, angenommen. Diese Achse dient als körpereigener Stressregulator und beeinflusst u. a. Motivation und Energieniveau eines Menschen. Eine verringerte Funktion dieser Achse kann zu schwerer Fatigue-Symptomatik führen. In wissenschaftlichen Untersuchungen konnte ein Zusammenhang zwischen Fatigue bei verschiedenen Grunderkrankungen und einer Dysregulation dieser Achse nachgewiesen werden.[2]

Eine weitere Hormonachse, die in Zusammenhang mit der Entstehung von Fatigue eine Rolle spielen kann, ist die hypothalamisch-hypophysär-gonadotrope Achse. Eine verminderte Aktivität dieser Achse kann zu Fatigue führen, was in einer Studie mit Prostatakrebspatienten beobachtet wurde. In anderen Studien konnte durch die Anhebung des Testosteronspiegels der Probanden eine bestehende Fatigue-Symptomatik abgeschwächt werden.[3]

Dysregulation des Immunsystems

Verschiedene Beobachtungen haben zu der Annahme geführt, dass bestimmte Prozesse innerhalb des Immunsystems an der Entstehung von Fatigue beteiligt sind. Zum einen ist Fatigue ein häufiges Symptom von Autoimmunerkrankungen, wie Multiple Sklerose, rheumatoide Arthritis oder systemischer Lupus erythematodes. Akut auftretende oder sich verschlimmernde Fatigue ist ein häufiges Zeichen für einen erneuten Schub bzw. aufflackernde Entzündungsherde. Zum anderen ist Fatigue als Nebenwirkung von Interferonbehandlungen beobachtet worden. Interferone sind Glykoproteine, die eine immunstimulierende Wirkung haben. Interferone werden u. a. als Arzneistoffe zur Behandlung der Multiplen Sklerose oder bei viral bedingten chronischen Leberentzündungen eingesetzt. Wissenschaftliche Untersuchungen ergaben, dass Interferon sowohl bei erkrankten als auch bei gesunden Versuchspersonen Fatigue auslöst. Warum das so ist, konnte allerdings bislang nicht abschließend geklärt werden.

Entzündliche Prozesse

Eine Entzündung verlangt dem Körper immer zusätzliche Energie ab. So bedürfen z. B. die an einer Entzündung beteiligten Zellen einer verstärkten Nährstoff- und Sauerstoffversorgung. Bei einer systemischen, d. h. mehrere Bereiche des Körpers betreffenden Entzündung führt dies zu geringerer Energie für muskuläre und geistige Aktivität. Zu den systemischen Entzündungen gehören z. B. rheumatoide Arthritis und Fibromyalgie. Außerdem werden durch Entzündungen sog. pro-entzündliche Zytokine produziert. Zytokine sind im Körper vorkommende natürliche Botenstoffe, die durch ihre Wirkung auf das Gehirn in hohem Maße das körperliche und emotionale Gleichgewicht beeinflussen können. Pro-entzündliche Zytokine können z. B. Müdigkeit, Gedächtnisstörungen und Depression auslösen.

Erhöhter Energiebedarf

Für die Entstehung speziell der kognitiven Fatigue wird ein Modell diskutiert, nach dem Betroffene im Vergleich zu Gesunden bei kognitiver Aktivität ein höheres Level an funktioneller zerebraler Aktivität aufbringen müssen. Moderne bildgebende Verfahren wie die funktionelle Magnetresonanztomographie (fMRT) untermauern diese These. Die genauen Zusammenhänge dieses nachweislich erhöhten Energieaufwandes sind allerdings noch nicht geklärt. Es wird u. a. angenommen, dass zusätzliche zerebrale Ressourcen „angezapft“ werden müssen, um teils ineffiziente Verarbeitungsprozesse im Gehirn zu kompensieren. Das verbraucht mehr Energie und führt in der Folge zu vorzeitiger und intensiverer Erschöpfung.

| Verbreitung von Fatigue (Epidemiologie)

In den meisten Studien zum Vorkommen von Fatigue werden die Probanden gefragt, wie sie sich selbst einschätzen. Das macht die Ergebnisse der Studien anfällig für die Vermischung mit anderen Einflussfaktoren wie Depression, Schlafstörungen oder Nebenwirkungen bestimmter Medikamente. Nichtsdestotrotz beweisen die vorliegenden Zahlen eindrucksvoll, dass Fatigue ein ernst zu nehmendes Problem vieler chronisch erkrankter Menschen ist. Denn Fatigue wird wesentlich häufiger angegeben als andere Störungen und ist auch dann in hohem Maße vorhanden, wenn andere Einflussfaktoren ausgeschlossen werden können.

Die folgenden Krankheitsbilder stellen nur eine kleine Auswahl der Erkrankungen dar, die mit Fatigue in Verbindung stehen. Die Zusammenstellung erfolgte nach der Erkrankungshäufigkeit in der Bundesrepublik Deutschland und dem nachweislich signifikanten Zusammenhang mit Fatigue.

Multiple Sklerose

Multiple Sklerose (MS) ist eine meist schubförmig verlaufende entzündliche Erkrankung des zentralen Nervensystems. Sie ist nach Angaben der Deutschen Gesellschaft für Neurologie (DGN) die häufigste neurologische Erkrankung, die im jungen Erwachsenenalter zu bleibender Behinderung und vorzeitiger Berentung führt. Die Ursache für MS konnte bislang nicht geklärt werden. Obwohl noch kein bestimmter Erreger identifiziert werden konnte, wird von einer viral bedingten Autoimmunkrankheit ausgegangen. Indem die Isolierung der Nervenbahnen, die sog. Myelinscheide, in bestimmten Bereichen des Gehirns zerstört wird, kommt es im Verlauf der Erkrankung u. a. zu Lähmungserscheinungen, Sensibilitäts- und Koordinationsstörungen. Obwohl Fatigue in medizinischen Fachbüchern nach wie vor nicht zu den Leitsymptomen der MS zählt, gehört sie zu den häufigsten Störungsbildern der MS. Diverse Studien aus der MS-Forschung belegen, dass 75 bis 90 % der von MS Betroffenen unter Fatigue leiden. [4, 5] Rund zwei Drittel leiden täglich unter diesem quälenden Zustand und viele Betroffene zählen die Fatigue zu den drei schlimmsten Symptomen der MS. Typischerweise wird die Fatigue durch Wärmeeinwirkung verstärkt. Es handelt sich dabei um das sog. Uhthoff-Phänomen.

Parkinson-Krankheit

Die Parkinson-Krankheit oder auch Morbus Parkinson ist eine der häufigsten fortschreitenden Erkrankungen des Nervensystems in Europa. Das Erkrankungsalter liegt im Durchschnitt bei 60 Jahren. Typische sichtbare Symptome sind ein feinschlägiges Zittern der Hände (Tremor), Muskelsteifheit (Rigor) und ein kleinschrittiger Gang mit vorgeneigtem Oberkörper und Bewegungsblockaden („freezing"). Fatigue ist eines der häufigsten nicht sichtbaren Symptome der Parkinson-Krankheit. Je nach Studie geben 43–60 % der Patienten Fatigue als eines der drei am meisten einschränkenden Symptome der Erkrankung an. Fatigue tritt in der Regel in einem frühen Stadium auf und ist für ungefähr jeden zweiten Patienten ein beständiges sowie stark einschränkendes Symptom der Erkrankung. Das ergab eine Studie von Friedman & Friedman, bei der die Betroffenen über einen Zeitraum von neun Jahren immer wieder nach ihren Beschwerden und Einschränkungen befragt wurden.[6] In einer Untersuchung von Herlofson & Larsen wurden Daten zu Fatigue und Depression erhoben und voneinander abgegrenzt.[7] Da auch diejenigen zum Teil massiv von Fatigue betroffen waren, die nach den diagnostischen Kriterien nicht unter Depression litten, liegt die Vermutung nahe, dass Fatigue als ein unabhängiges Symptom der Parkinson-Krankheit anzusehen ist.

Krebs

Statistisch gesehen entwickelt jeder dritte Europäer im Laufe seines Lebens Krebs. In Deutschland erkranken jährlich etwa 395.000 Menschen an Krebs, davon rund 195.000 Frauen und 200.000 Männer. Dabei ist Fatigue eine sehr häufige Begleiterscheinung von Krebserkrankungen. Verschiedene Studien haben ergeben, dass Krebspatienten häufiger unter Fatigue leiden als unter Schmerzen, Angst und Übelkeit.[3] Ein entscheidender Faktor für die Entstehung und Schwere der Fatigue ist die Art der Behandlung. Je nachdem, ob eine Chemotherapie oder Bestrahlung durchgeführt wird, geben zwischen 60 % und 90 % der Patienten an, unter Fatigue zu leiden. In einer Studie von Sobrero et al. war die Fatigue-Rate während der Strahlentherapie am höchsten (75–100 %).[8] Doch auch in der Zeit nach den Behandlungen haben viele Krebspatienten mit Kraftlosigkeit und rasch einsetzender Müdigkeit zu kämpfen.

Da angenommen wird, dass Fatigue in Zusammenhang mit Tumorwachstum steht, kann anhaltende und für den Betroffenen unnormal starke Müdigkeit und Erschöpfung als zusätzliches diagnostisches Kriterium für die Früherkennung von Krebs dienen.

Schlaganfall

In Deutschland ereignen sich pro Jahr ca. 240.000 neue Schlaganfälle. Rund zwei Drittel der Menschen, die einen Schlaganfall überleben, sind anschließend entweder pflegebedürftig oder auf fremde Hilfe angewiesen. Auch wenn Bewegungsstörungen und kognitive Beeinträchtigungen zunächst im Vordergrund stehen, ist Fatigue eine häufige, aber von Fachleuten noch wenig beachtete Folgeerscheinung des Schlaganfalls. Im ersten Jahr nach dem Schlaganfall geben ca. 70 % der betroffenen Menschen an, unter Fatigue zu leiden. In den Folgejahren reduziert es sich auf immerhin noch 40 %. Das ergab ein Review von zwölf Studien aus den Jahren 1983–2002.[9] Bei einem Teil der Betroffenen trägt der erhöhte körperliche Energieaufwand bei der Fortbewegung zur vorzeitigen Müdigkeit und Erschöpfung bei. Doch dies kann nicht der alleinige Grund für Fatigue nach Schlaganfall sein. Denn selbst nach scheinbar vollständiger körperlicher Erholung bleibt Fatigue zum Teil bestehen und beeinträchtigt nachhaltig die Leistungsfähigkeit und Lebensqualität der Betroffenen.[10]

Schädel-Hirn-Trauma

Bei einem Schädel-Hirn-Trauma (SHT) handelt es sich um eine geschlossene oder offene Schädelverletzung mit Beteiligung des Gehirns. Nach Angaben der Deutschen Gesellschaft für Neurochirurgie ereignen sich pro Jahr und pro 100.000 Einwohner in Deutschland bis zu 400 Unfälle mit Schädel-Hirn-Trauma. Geht man von einer Bevölkerungszahl von 83,1 Millionen aus, so sind dies 332.400 Fälle pro Jahr. Ca. 91 % davon erleiden ein leichtes, 4 % ein mittleres und 5 % ein schweres Schädel-Hirn-Trauma. Die Fatigue-Rate variiert von 21–73 % und ist wahrscheinlich von der Schwere der Schädigung der Gehirnsubstanz abhängig.[11] Über den Zusammenhang von Fatigue und spezifischen Einflussfaktoren, z. B. Dauer des Komas und Art der traumatischen Einwirkung, sowie anderer Einflussfaktoren wie resultierende kognitive Probleme und Mobilitätseinschränkungen ist noch wenig bekannt.

Myalgische Encephalomyelitis/Chronisches Fatigue-Syndrom (ME/CFS)

Myalgische Encephalomyelitis (ME) oder auch Chronisches Fatigue-Syndrom (CFS) ist die Bezeichnung für extreme Müdigkeit und Erschöpfung ohne nachweisbare Ursache. Nach Einschätzungen des Fördervereines für ME/CFS-Erkrankte „Fatigatio e. V." leiden in

Deutschland ca. 300.000 Menschen unabhängig vom Alter und der sozialen Schicht an ME/CFS. Das Alter der Neuerkrankten liegt in der Regel zwischen 15 und 45 Jahren, wobei Frauen etwas häufiger betroffen sind als Männer. Die Diagnostik erfolgt in erster Linie über die klinischen Symptome, die über die sog. Kanadischen Konsensus Kriterien (siehe Kapitel *Internetquellen und Downloads*) erfasst werden können, sowie über die Ausschlussdiagnostik. Erst wenn andere mit Fatigue einhergehende Erkrankungen, wie z. B. Multiple Sklerose, eine Schilddrüsenunterfunktion oder chronisch entzündliche Darmerkrankungen, ausgeschlossen werden können, spricht man von ME/CFS. Zusätzlich zur lähmenden Müdigkeit, die bis zur vollständigen Bettlägerigkeit führen kann, leiden die Betroffenen häufig unter ausgeprägten Konzentrations- und Gedächtnisproblemen, Kopfschmerzen, Muskel- und Gelenkschmerzen, Benommenheit, Schwindel und Magen-Darm-Störungen. Bei der Mehrzahl der Erkrankten tritt die Krankheit plötzlich auf, oft infolge einer viralen Infektion wie grippaler Infekt, Mandelentzündung oder Hepatitis. Oftmals fällt auch eine Phase körperlicher und/oder psychischer Überanstrengung mit dem Krankheitsbeginn zusammen. [12] Ungefähr 25 % berichten von einer schleichenden Verschlechterung ihres Allgemeinzustandes. Bei der Diagnostik von ME/CFS gibt es zurzeit zwei erhebliche Probleme, die bei den Betroffenen häufig für einen langen, nicht selten auch jahrelangen Leidensweg verantwortlich sind: Erstens gibt es für ME/CFS keine spezifischen diagnostischen Marker, d. h. keine messbaren Indikatoren für das Vorhandensein oder die Schwere des Krankheitszustandes. Das heißt, der Arzt ist bei der Diagnosestellung ganz auf seine Anamnese und die subjektive Einschätzung des Patienten angewiesen. Zweitens existiert noch keine einheitliche internationale Definition für ME/CFS, die eine zweifelsfreie Diagnosestellung dieser Erkrankung ermöglichen würde.
Eine ME/CFS typische Besonderheit ist, dass es nach Belastung in der Regel zu einer Verschlechterung des Allgemeinzustandes sowie einer starken Zunahme der Fatigue kommt. Dies wird in Fachpublikationen als postexertionelle Malaise (PEM) bezeichnet.
Achtung: Die Empfehlungen zum Ausdauertraining im Kapitel *Behandlung von Fatigue* gelten deshalb **nicht** für diese Diagnose. An ME/CFS leidende Menschen müssen zunächst vorsichtig ihre individuellen Belastungsgrenzen ausloten und herausfinden, ob körperliche Betätigung ihnen guttut oder nicht.

Die Krankheit nach der Krankheit – das Post-COVID-Syndrom

Nach einer durchlebten COVID-19-Erkrankung berichtet ein Teil der Betroffenen von Spätfolgen, die von Fachleuten nun unter der Bezeichnung „Long COVID“ bzw. „Post-COVID-Syndrom“ zusammengefasst werden. Laut der Leitlinie der Arbeitsgemeinschaft der Wissenschaftlichen Medizinischen Fachgesellschaften (AWMF) von Juli 2021 wird die Bezeichnung Long COVID verwendet, wenn Betroffene mehr als vier Wochen nach einer Infektion mit dem SARS-CoV-2-Virus noch immer unter Beschwerden leiden. [13] Bleiben diese Langzeitfolgen zwölf oder mehr Wochen bestehen, werden sie als Post-COVID-Syndrom bezeichnet. Insgesamt schätzen Experten auf Basis einer noch recht spärlichen Datenlage, dass Post-/Long COVID mit einer Häufigkeit von 10–15 % auftritt. Dabei können sowohl bestimmte Symptome der Viruserkrankung fortbestehen als auch neue Symptome nach dem Ende der akuten Virusinfektion auftreten. [13, 14] Fatigue ist ein sehr häufiges Symptom im Rahmen von Post-/Long COVID, welches in der Regel in Kombination mit anderen Beschwerden auftritt, z. B. Luftnot, Herzrasen, Kopfschmerzen, Konzentrationsproblemen, Geruchs- und Geschmacksverlust. Die Symptome können so ausgeprägt sein, dass sie dem Vollbild der Myalgischen Encephalomyelitis (ME/CFS) entsprechen.

Die genauen Ursachen der COVID-19 bedingten Fatigue sowie eine kausale Therapie sind bislang nicht bekannt. Der Expertenrat empfiehlt in der AWMF-Leitlinie deshalb zur Linderung der Symptome u. a. die Förderung von Schlaf, kontrollierte körperliche Aktivität und Stressreduktion sowie ein individuelles Management der verfügbaren körperlichen Ressourcen, sprich: Energie- bzw. Fatigue Management.

Weitere mit Fatigue in Verbindung stehende Erkrankungen

Diagnose	Statistisches Vorkommen von Fatigue
Amyotrophe Lateralsklerose (ALS)	Die Fatigue-Rate ist abhängig vom Schweregrad der Erkrankung. Im Durchschnitt sind ca. 44 % betroffen.
Systemischer Lupus erythematodes	Je nach Studie geben 46–100 % der Patienten an, unter Fatigue zu leiden.
Chronische Hepatitis C	Ein bislang wissenschaftlich wenig untersuchter Zusammenhang. Einzelne Studien ergaben einen Anteil von 43–53 %.
Rheumatoide Arthritis	In der akuten Phase der Erkrankung leiden ca. 50 % unter Fatigue, für ca. 40 % ist es ein dauerhaftes Problem.
Fibromyalgie	Nach Angaben der Deutschen Fibromyalgie-Vereinigung (DFV) leiden 50–81 % unter Fatigue. Eine große Umfrage aus dem Jahre 2008 ergab, dass Fatigue zu den „Schlüsselsymptomen" der Fibromyalgie gehört.
HIV/AIDS	Bei asymptomatischer HIV sind 2–27 %, nach Ausbruch der Erkrankung 30–54 % von Fatigue betroffen.
Chronisch obstruktive pulmonale Dysfunktion (COPD)	In vielen Internetportalen und auf Websites zu der Erkrankung wird Fatigue als ein häufiges Symptom benannt. Viele Betroffene benennen Fatigue als ihr zweitschlimmstes Symptom nach der Dyspnoe (Atemnot).

Diagnostik von Fatigue

In diesem Kapitel wird aufgezeigt, wie Fatigue systematisch erfasst werden kann. Gesundheitsfachleute lernen diagnostische Kriterien sowie Instrumente für die Ermittlung von Ausmaß und Auswirkung der Störung kennen und können diese in ihre Praxis integrieren. Betroffene und Angehörige erfahren, welche diagnostischen Möglichkeiten es gibt und können ggf. ihren Arzt oder Therapeuten gezielt darauf aufmerksam machen. Auch wenn eine gewisse „Selbstdiagnostik" möglich ist, sollte bei Verdacht in jedem Fall ein Arzt oder klinischer Psychologe ins Vertrauen gezogen werden, da dem Fatigue-Syndrom Erkrankungen oder Störungen zugrunde liegen können, die medikamentös oder auf andere Art gut behandelbar sind (siehe Kapitel *Ursachen von Fatigue*).

Die Ermüdbarkeit bzw. Erschöpfbarkeit eines Menschen ist ein individueller Faktor. Deshalb sollte bei der Diagnosestellung nicht der Vergleich mit anderen Menschen oder ein bestimmter Durchschnittswert maßgeblich sein. Vielmehr muss in einem Gespräch mit der betroffenen Person die Entwicklung der individuellen Ermüdbarkeit in den vergangenen Monaten und Jahren erörtert werden. Da es keine Definition von „normal" gibt, muss die betroffene Person selbst für sich einschätzen, inwiefern der momentane Zustand eine Abweichung vom eigenen Normalzustand darstellt. Liegen Anzeichen für Fatigue vor, sollte vonseiten eines Arztes oder Psychologen ein diagnostischer Prozess einsetzen, der

- ein bestehendes Fatigue-Syndrom als solches identifiziert;
- andere Erkrankungen mit ähnlicher Symptomatik (z. B. Depression, Schilddrüsenunterfunktion) ausschließt (Differenzialdiagnostik);
- die Auswirkungen auf das alltägliche Leben der Betroffenen abbildet.

Wann liegt ein Fatigue-Syndrom vor?

Nach einem Kriterienkatalog der Deutschen Fatigue Gesellschaft e. V. kann auf ein Fatigue-Syndrom geschlossen werden, wenn während einer Zwei-Wochen-Periode im vergangenen Monat mindestens sechs der folgenden Kriterien täglich oder fast täglich bestehen und eines der Symptome deutliche Müdigkeit ist:

- Deutliche Müdigkeit, Energieverlust oder verstärktes Ruhebedürfnis;
- Beschwerden durch allgemeine Schwäche oder schwere Glieder;
- Verminderte Fähigkeit zu Konzentration und Aufmerksamkeit;

- Verringerte Motivation oder verringertes Interesse an Alltagsaktivitäten;
- Schlaflosigkeit oder vermehrter Schlaf;
- Kein erholsamer, regenerierender Schlaf;
- Starke Anstrengung notwendig, um Inaktivität zu überwinden;
- Deutliche emotionale Reaktionen auf Fatigue-Problematik (z. B. Traurigkeit, Frustration oder Reizbarkeit);
- Durch Müdigkeit bedingte Schwierigkeiten, alltägliche Aufgaben zu erledigen;
- Probleme mit dem Kurzzeitgedächtnis;
- Mehrere Stunden anhaltendes Unwohlsein nach Anstrengung.

Die folgenden Sachverhalte gehören zum o. g. Kriterienkatalog, sollten aber von einem Arzt festgestellt werden:

- Die Symptome verursachen in klinisch bedeutsamer Weise Leiden oder Beeinträchtigungen in sozialen, beruflichen oder anderen wichtigen Funktionsbereichen.
- Die Symptome sind nicht primär Konsequenzen einer psychischen Störung wie Depression, somatoforme Störung oder Delir.

Hat sich der Verdacht auf Fatigue anhand der diagnostischen Kriterien bestätigt, sollte der Ausprägungsgrad gemessen werden. Dabei kann sowohl das subjektive Empfinden des Betroffenen als auch das in Testsituationen messbare körperliche und kognitive Leistungsniveau im Vordergrund stehen. Aus Gründen der Praktikabilität werden im klinischen Alltag jedoch überwiegend Selbsteinschätzungsinstrumente verwendet.[15] Des Weiteren muss für eine gezielte Behandlungsplanung ermittelt werden, inwiefern die Störung Leiden oder Beeinträchtigungen in sozialen und beruflichen Bereichen verursacht. Bei gleicher Ausprägung kann die Fatigue sehr unterschiedliche Auswirkungen haben. So macht es z. B. im beruflichen Bereich einen erheblichen Unterschied, ob jemand körperlich und psychisch anstrengende Tätigkeiten verrichtet, wie Krankenpflegepersonal und Lehrer, oder bei freier Zeiteinteilung im „Home Office" tätig ist. Die psychosozialen Auswirkungen der Fatigue einer Mutter mit vier Kindern unterscheiden sich ebenfalls erheblich von denen einer alleinstehenden Person.

Fragebögen zur Selbsteinschätzung

Es gibt mittlerweile eine große Zahl an Fragebögen, die zur Messung der subjektiv empfundenen Fatigue entwickelt worden sind. Viele dieser Instrumente sind in wissenschaftlichen Studien in Bezug auf ihre Validität (Gültigkeit) und Reliabilität (Verlässlichkeit) untersucht worden. Allerdings sind die meisten dieser Instrumente nur in englischer Sprache erhältlich. In diesem Kapitel werden drei Fragebögen vorgestellt, die bereits in die deutsche Sprache übersetzt wurden. Für die Fatigue Severity Scale (FSS) und die Fatigue Impact Scale (FIS-D) liegen für die deutschen Übersetzungen bereits Validierungsstudien vor.

- Die **Visual Analogue Scale für Fatigue (VAS-F)** erfasst den momentanen Grad der Müdigkeit und Energie. Der Fragebogen ist so aufgebaut, dass jeweils zwei Extreme eines Zustandes angeführt werden. Zwischen diesen Polen befindet sich eine Linie von 100 mm. Die Betroffenen werden gebeten, ein Kreuz dort auf die Linie zu setzen, wo es ihrem momentanen Zustand am nächsten kommt. Die Liste umfasst insgesamt 18 Punkte (13 Punkte zu Müdigkeit, 5 zur Energie).

Sie fühlen sich momentan ...		
gar nicht müde	________________	extrem müde
gar nicht lebhaft	________________	extrem lebhaft
gar nicht erschöpft	________________	extrem erschöpft
gar nicht gut bei Kräften	________________	extrem gut bei Kräften

Auszug aus der deutschen Version der VAS-F aus der Dissertation von Güner-Capraz [16]

Die Auswertung des Fragebogens erfolgt über die Messung der Abstände zum negativen Ende der Linie. So kann die Markierung, die eine betroffene Person zu Beginn der Behandlung vorgenommen hat, in einem Abstand von z. B. 24 mm zu „extrem müde“ liegen. Wird nach einigen Wochen oder gegen Ende der Behandlung der Fragebogen nochmals ausgefüllt, kann abgelesen werden, inwieweit sich die Selbsteinschätzung von „extrem müde“ entfernt bzw. in Richtung „gar nicht müde“ verschoben hat. Die Angaben in Millimeter ermöglichen eine Quantifizierung sowie eine grafische Darstellung der Ergebnisse.

- Die **Fatigue Severity Scale (FSS)** wurde 1989 von Krupp et al. zur Einschätzung krankheitsbedingter Müdigkeit bei Multipler Sklerose und systemischen Lupus erythematodes entwickelt. [3] Der Fragebogen kann allerdings auch bei anderen Grunderkrankungen oder sonstigen Ursachen zur Messung der Ausprägung von Fatigue verwendet werden. Er umfasst neun Aussagen, die sich auf körperliche, kognitive sowie alltagsbezogene Sachverhalte beziehen. Auf einer Skala von 1 (trifft gar nicht zu) bis 7 (trifft voll zu) soll die betroffene Person diese Aussagen für sich einschätzen. Aus den einzelnen Angaben kann für die Auswertung und spätere Evaluation ein Gesamtsummenwert oder Mittelwert gebildet werden. Ein Mittelwert größer als 4 (sprich: ab 4,1) gilt als Zeichen einer erhöhten bzw. nicht normalen Müdigkeit. „Fatigue“ wurde in der deutschen Version der FSS mit „Müdigkeit“ übersetzt. Dies ist nach Aussagen von Betroffenen zwar ein wesentliches, aber letztendlich nur eines von vielen Kennzeichen wie Abgeschlagenheit, Erschöpfung, rasche Ermüdbarkeit und Energielosigkeit.

Fatigue Schweregrad Skala (FSS)

Name:

Bitte wählen Sie bei den unten stehenden Aussagen die Nummer, die den Grad Ihrer Zustimmung zu diesen Aussagen am ehesten wiedergibt. Die Bewertung bewegt sich zwischen totaler Ablehnung (Ziffer 1: trifft gar nicht zu) und voller Zustimmung (Ziffer 7: trifft voll zu).

		trifft gar nicht zu						trifft voll zu
1.	Ich bin weniger motiviert, wenn ich müde bin.	1	2	3	4	5	6	7
2.	Körperliche Bewegung macht mich müde.	1	2	3	4	5	6	7
3.	Ich ermüde rasch.	1	2	3	4	5	6	7
4.	Meine Müdigkeit beeinträchtigt meine körperliche Leistungsfähigkeit.	1	2	3	4	5	6	7
5.	Meine Müdigkeit bereitet mir oft Probleme.	1	2	3	4	5	6	7
6.	Meine Müdigkeit verhindert länger dauernde körperliche Tätigkeiten.	1	2	3	4	5	6	7
7.	Meine Müdigkeit beeinträchtigt mich, gewisse Pflichten und Verantwortungen zu erfüllen.	1	2	3	4	5	6	7
8.	Meine Müdigkeit gehört zu den drei Beschwerden, die mich am meisten behindern.	1	2	3	4	5	6	7
9.	Meine Müdigkeit beeinträchtigt meine Arbeit, meine Familie oder mein soziales Leben.	1	2	3	4	5	6	7

Krupp et al. (1989), deutsche Übersetzung nach Valko et al. [17]

- Die **Fatige Impact Scale (FIS)** umfasst 40 Fragen zur körperlichen und geistigen Leistungsfähigkeit sowie zum psychosozialen Befinden. Entwickelt wurde sie 1994 von Fisk, Ritvo, Ross et al. in Zusammenarbeit mit 30 Patienten mit MS. [18] Fatigue wird auch hier mit Müdigkeit übersetzt.

Wegen meiner Müdigkeit ...

- bin ich unbeholfener und kann meine Bewegungen schlechter aufeinander abstimmen
- fühlen sich meine Muskeln viel schwächer an, als sie sollten
- fühle ich mich weniger geistig frisch
- fällt es mir schwer, mich längere Zeit zu konzentrieren
- muss ich meinen Arbeitsumfang oder meine Verpflichtungen einschränken
- habe ich weniger soziale Kontakte außerhalb meiner Wohnung

Beispiele aus der deutschen Version der Fatigue Impact Scale (FIS-D) nach Häuser, Almouth-asseb, Muthny et al. [15]

Die Einschätzung der betroffenen Personen erfolgt auf einer Skala, die folgende Antwortmöglichkeiten umfasst: nie/selten/manchmal/oft/sehr oft.
Den Antworten können die Punktwerte 0 (nie) bis 4 (sehr oft) zugeordnet werden. Die Auswertung lässt sich in Form eines Gesamtsummenwertes darstellen. Die Fragenblöcke zu den körperlichen, kognitiven und psychosozialen Auswirkungen (Domänen) lassen sich auch getrennt voneinander auswerten.
Somit lässt sich feststellen, in welchem Bereich die größten Beeinträchtigungen empfunden werden. Für die gezielte Behandlung der betroffenen Personen ist dies von entscheidender Bedeutung.

Tageszeitliche Schwankungen und der Zeitpunkt, seit wann das Fatigue-Syndrom nach Meinung der betroffenen Person besteht, sind zusätzliche diagnostische Kriterien, die durch die oben genannten Fragebögen nicht erfasst werden.

Messung muskulärer und kognitiver Fatigue

Neben den Selbstbeurteilungsinstrumenten stellt die direkte Messung der körperlichen und kognitiven Leistung eine weitere Möglichkeit dar, die Ausprägung von Fatigue zu erfassen.

Ein weitverbreiteter Ansatz ist die Messung der Muskelkraft, da diese bei betroffenen Personen häufig reduziert ist (muskuläre Fatigue). Dies bestätigen Studien, nach denen Personen mit MS über eine stärker reduzierte Kontraktionsfähigkeit ihrer Muskulatur verfügen als Personen aus gesunden Vergleichsgruppen. Gemessen wird die Kraft, die ein Muskel bzw. eine Muskelgruppe auf eine Fläche ausüben kann. Es werden mehrere

Durchgänge gemacht, wobei die Probanden jedes Mal ihre maximale Muskelkraft einsetzen sollen. Spezielle Messgeräte und eine computergestützte Auswertung ermöglichen die Aufzeichnung sehr genauer Messwerte. Bei muskulärer Fatigue ist im Verlauf der Messungen ein deutlicher Leistungsabfall zu beobachten.

Eine weitere Methode, um die tatsächliche allgemeine physische Leistung zu messen, besteht darin, die Betroffenen mit einem Bewegungssensor auszustatten. In einer Studie mit MS- und ME/CFS-Patienten wurde reduzierte körperliche Bewegung gegenüber einer gesunden Vergleichsgruppe nachgewiesen.

Die Messung der mentalen Erschöpfung (kognitive Fatigue) ist schwieriger. Bislang konnte kein Zusammenhang zwischen subjektiv empfundener kognitiver Fatigue („Ich bin so müde, dass ich nicht mehr denken kann.") und messbarer kognitiver Leistung nachgewiesen werden. Verschiedene Studien ergaben, dass bei längerer kognitiver Aktivität zwar das subjektive Erschöpfungsgefühl zunimmt, dies aber nicht unbedingt zu Einschränkungen in der kognitiven Leistung führt. Gesunde Probanden und betroffene Personen erzielen meistens ähnliche Testergebnisse, bei einem deutlich voneinander abweichenden subjektiven Erschöpfungsgefühl.

Getestet wird die kognitive Leistung einer Person in der Regel mit speziellen Computerprogrammen. Dabei müssen die Betroffenen über einen längeren Zeitraum kognitive Funktionen wie Aufmerksamkeit, Reaktionsbereitschaft, Gedächtnis und planvolles Vorgehen erbringen, d. h. für die Dauer von ein bis drei Stunden (je nach Studie) entsprechende Aufgaben am Computer erledigen. Die Werte, die sich daraus ergeben, werden automatisch mit gespeicherten Durchschnittswerten verglichen.

Viele der beschriebenen Tests sind so konzipiert, dass sie die körperlichen und kognitiven Grenzen der Betroffenen herausfordern und aufdecken. Deshalb sind sie für Betroffene häufig sehr anstrengend und können eine unverhältnismäßige Belastung darstellen. In wissenschaftlichen Untersuchungen liefern solche Testverfahren allerdings wichtige Ergebnisse, die z. T. Grundlage für die Entwicklung effektiver Behandlungsansätze sind.

Einflussfaktoren auf die Diagnostik

Es gibt viele Faktoren, die Müdigkeit und Erschöpfung bewirken oder verstärken. In den seltensten Fällen ist Fatigue auf eine einzige Ursache (z. B. die Grunderkrankung) zurückzuführen. Bevor therapeutische Maßnahmen ergriffen werden, sollten zur Sicherung des

Behandlungserfolges die folgenden Einflussfaktoren in einer gründlichen und einfühlsamen Anamnese eruiert werden.

- Einige Erkrankungen führen zu ungewohnten körperlichen Belastungen. Beispielsweise kann die aktive Fortbewegung mit einer Halbseitenlähmung (gehend oder im Rollstuhl) sehr ermüdend sein und zu frühzeitiger Erschöpfung führen. Veränderte körperliche Voraussetzungen, vor allen Dingen in Verbindung mit Schmerzen, können aber auch dazu führen, dass Bewegung weitestgehend vermieden wird. Durch den daraus resultierenden Abbau von Kondition und Muskelmasse kann bei den betroffenen Personen der Eindruck einer krankheitsbedingten Fatigue entstehen.
- Die Konfrontation mit einer erschütternden oder beängstigenden Diagnose stellt immer eine psychische Belastungssituation dar. Dies kann z. B. zu einer depressiven Stimmungslage, Schlafstörungen und/oder Verlustängsten führen und in der Folge Fatigue auslösen bzw. verstärken.
- Viele Menschen nehmen erkrankungsbedingt über einen langen Zeitraum oder sogar lebenslang bestimmte Medikamente ein. Die eingenommenen Medikamente sollten hinsichtlich ihrer müde machenden Eigenschaften geprüft werden. In einigen Fällen kann eine Umstellung der Medikation bereits einen erheblichen Effekt auf die Fatigue haben (siehe Kapitel *Medikamentöse Behandlung*).
- Besondere Berücksichtigung sollten die sozialen Bedingungen finden, denen eine Person ausgesetzt ist. Wohlwollende und für die betroffene Person befriedigende Unterstützung aus dem direkten oder weiteren sozialen Umfeld kann den Verlauf der Erkrankung erheblich positiv beeinflussen. Auf der anderen Seite können Verständnislosigkeit, Ablehnung, unsicheres Verhalten und eine hohe Erwartungshaltung aus dem sozialen Umfeld eine starke Belastung darstellen und damit eine Verstärkung der Fatigue-Symptomatik bewirken.

| Behandlung von Fatigue

Wie bereits erläutert wurde, handelt es sich bei Fatigue um ein komplexes und heterogenes Krankheitsbild, welches mit unterschiedlichen körperlichen Prozessen und Veränderungen in Zusammenhang steht. Hinzu kommt eine Vielzahl möglicher körperlicher, emotionaler und sozialer Einflussfaktoren. Deshalb müssen nach einer gründlichen Anamnese und Diagnostik verschiedene therapeutische Ansätze miteinander kombiniert und auf die jeweiligen Bedürfnisse des Patienten maßgeschneidert werden. Die dafür infrage kommenden Ansätze sind:

- Medikamentöse Behandlung
- Ausdauertraining
- Kognitive Verhaltenstherapie
- Fatigue Management

Dieses Kapitel informiert über Möglichkeiten der Behandlung des Fatigue-Syndroms nach aktuellem Stand der wissenschaftlichen Forschung. Dabei sollen Betroffene, Angehörige und Fachleute für einen multidimensionalen Ansatz sensibilisiert werden, der für die effektive Behandlung von Fatigue unerlässlich ist.

Medikamentöse Behandlung

Mehrere unterschiedliche Wirkstoffe werden bereits zur Behandlung von Fatigue eingesetzt. Die medikamentöse Behandlung ist allerdings nicht immer erfolgreich. Die Wahl des Wirkstoffs und dessen Wirkung auf die Fatigue sind abhängig von den zugrunde liegenden Krankheitsbildern und anderen Einflussfaktoren (s. Kapitel *Diagnostik von Fatigue*).

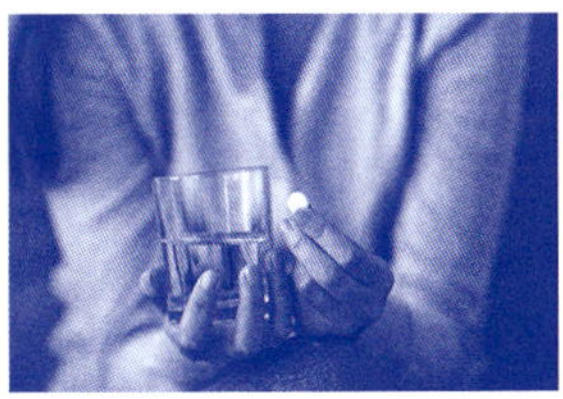

Die Deutsche Gesellschaft für Neurologie (DGN) weist in ihrer Leitlinie von 2021 darauf hin, dass zur Behandlung MS-bedingter Fatigue in Einzelfällen die Wirkstoffe *Amantadin* und *Modafinil* in Erwägung gezogen werden können. In den meisten der bislang vorliegenden Wirksamkeitsstudien für diese Medikamente konnte eine gewisse Fatigue reduzierende Wirkung beobachtet werden. Keines dieser Mittel gilt jedoch als besonders wirksam.

Tipp: Das kostengünstigste und nebenwirkungsärmste Mittel gegen Müdigkeit ist nach wie vor Koffein. Die stimulierende Wirkung von Koffein auf das zentrale Nervensystem kann sich positiv auf die Fatigue auswirken. Haben Sie einen empfindlichen Magen, können Sie auf den verträglicheren Espresso oder andere koffeinhaltige Produkte wie SCHO-KA-KOLA® (Stollwerk) zurückgreifen.

- **Erythropoetin** – In Verbindung mit Anämie haben sich z.B. Eisenpräparate sowie die Gabe von *Erythropoetin* bewährt. Dieses vor allem durch Dopingskandale im Radsport bekannt gewordene Hormon steigert die Anzahl der roten Blutkörperchen. Dadurch erhöht sich generell die Leistungsfähigkeit und die Fatigue nimmt ab bzw. verschwindet ganz.
- **Amantadin** ist ein ursprünglich zur Behandlung von Grippe (Influenza-A-Virus) entwickelter Wirkstoff. Durch die stimulierende Wirkung auf die Dopaminausschüttung im Gehirn ergibt sich eine bewegungs- und antriebsfördernde Wirkung. Unterschiedliche Studien mit MS-Patienten zeigten allerdings keinen verlässlichen Effekt auf die Schwere der Fatigue. Experten sind jedoch der Meinung, dass *Amantadin* bei MS-bedingter Fatigue auf jeden Fall einen Versuch Wert sei.
- **Modafinil** gehört zur Gruppe der psychostimulierenden Substanzen und wird zur Behandlung der Narkolepsie (exzessive Tagesmüdigkeit) verwendet. In einzelnen Studien konnte ein positiver Effekt auf chronische Müdigkeit bei MS, Parkinson, Fibromyalgie und Depression nachgewiesen werden. Allerdings ist *Modafinil* in Deutschland nicht offiziell zur Behandlung dieser Erkrankungen zugelassen.
- **Fampridin** – Die Wirkung dieses Medikamentes besteht in der Blockierung der Kaliumkanäle beschädigter Nervenfasern. Dadurch werden die Reizweiterleitung und -verarbeitung und damit auch die Kontrolle über den Körper verbessert. Bei regelmäßiger Einnahme zeigen sich positive Auswirkungen auf die Muskelkraft, Gehfähigkeit und Müdigkeit bei MS-Patienten. [19]
- **Methylphenidat** – Das unter dem Handelsnamen „Ritalin"® bekannte *Methylphenidat* wird hierzulande vor allem zur Behandlung der Aufmerksamkeitsdefizit-/Hyperaktivitätsstörung (ADHS) eingesetzt. Aufgrund einer generellen stimulierenden Wirkung auf das zentrale Nervensystem wird dieses Präparat aber auch bei Narkolepsie und in Einzelfällen bei tumorbedingter Fatigue und ME/CFS angewendet. In Deutschland fällt das zur Gruppe der Amphetamine zählende *Methylphenidat* unter das Betäubungsmittelgesetz.

Hinweis: Die genannten Medikamente sind verschreibungspflichtig und können erhebliche Nebenwirkungen verursachen. Deshalb müssen Indikation, Nutzen und Risiko unbedingt mit einem Arzt abgeklärt werden.

Tipp: Bevor Sie bestimmte Medikamente gegen Fatigue einnehmen, sollten bisher regelmäßig eingenommene Medikamente von Ihrem behandelnden Arzt hinsichtlich ihrer sedierenden Wirkung überprüft werden. Hier seien insbesondere Mittel gegen Spastik (Muskelrelaxanzien), Morbus Parkinson (Dopaminagonisten) sowie Epilepsie (Antikonvulsiva) genannt. Aber auch Mittel gegen Bluthochdruck wie Beta-Blocker und Diuretika können Müdigkeit hervorrufen. Besteht der Verdacht, dass der eingenommene Wirkstoff der Grund für die Fatigue-Symptomatik ist bzw. diese verstärkt, sollten Sie mit Ihrem Arzt darüber nachdenken, ob das Medikament abgesetzt werden kann. Dabei sind selbstverständlich die Indikation und das damit verbundene Risiko besonders zu berücksichtigen. Beispielsweise nehmen viele Schädel-Hirn-Trauma-Patienten Antikonvulsiva ein, obwohl keine posttraumatische Epilepsie diagnostiziert wurde.[11] Sollte ein Medikament unverzichtbar sein, kann Ihr Arzt es ggf. durch einen ähnlich wirkenden, aber weniger müde machenden Wirkstoff ersetzen.

Alternative Heilmethoden wie Akupunktur oder Homöopathie können als begleitende Therapie ebenfalls geeignet sein, eine Linderung der Beschwerden zu bewirken. Allerdings fehlen hierfür wissenschaftliche Beweise, sodass Betroffene ihre eigenen Erfahrungen mit der jeweiligen Wirkung machen müssen.

Ausdauertraining

„Die Kunst, im sportlichen Training erfolgreich zu sein, besteht nicht nur in einer wirksamen Belastungsreizsetzung, sondern in hohem Maße in der gezielten Entlastung. Pause ist Training.“
Dr. Thomas Prochnow, Sportwissenschaftler

Leichte sportliche Aktivität kann, sofern die individuellen Leistungsgrenzen konsequent eingehalten werden, Fatigue reduzieren und Lebensqualität steigern. Dies belegen zahlreiche Studien, die vor allen Dingen in Zusammenhang mit tumorbedingter Fatigue durchgeführt wurden.

Ein Trainingsprogramm bei Fatigue sollte sanfte Muskelkraft- und Dehnungsübungen sowie ein aerobes Ausdauertraining umfassen. Dabei wird auf gleichmäßige und leichte Bewegungsabläufe geachtet, sodass die Muskulatur jederzeit ausreichend mit Sauerstoff versorgt wird. Damit wird eine möglichst ökonomische Energieversorgung der Muskeln gewährleistet. Der aerobe Trainingsbereich lässt sich u. a. daran erkennen, dass lockere Unterhaltungen möglich sind und der Puls nicht über 150 Schläge pro Minute steigt, z. B. bei einem entspannten Spaziergang. Unter fachkundiger Anleitung eines Sportlehrers oder

Physiotherapeuten können individuelle Trainingspläne erstellt, überprüft und angepasst werden, um die körperliche Fitness möglichst ressourcenschonend und gezielt zu steigern.

„Ich bin immer noch schnell außer Atem und das Schlafbedürfnis ist deutlich höher als vor der Infektion. Als ich neulich das erste Mal wieder Fahrrad gefahren bin, hat mir das allerdings sehr viel Kraft gegeben. Es war zwar anstrengend, aber es ging – langsam und mit Pausen."

Melanie K., 56 Jahre, 8 Monate nach einer COVID-19-Erkrankung

! **Generell gilt:** Wird bei sportlicher Betätigung die körperliche Belastung reduziert, verringert dies die anschließende Erschöpfung. Leichtes, aber regelmäßiges Training ohne Leistungsanspruch steigert die Vitalität und Lebensqualität.

Abschließend noch einige Tipps und Anregungen, mit denen im Alltag ohne großen Aufwand etwas für das körperliche Wohlbefinden getan werden kann:

! **Tipp:**

- Gehen Sie regelmäßig spazieren. Schätzen Sie vor dem Spaziergang ein, wie weit Sie gehen können bzw. möchten. Die Ausarbeitung unterschiedlich langer bzw. anstrengender Wege in Ihrer direkten Umgebung ermöglicht Ihnen, flexibel auf Ihre vorhandenen Energiereserven zu reagieren. Planen Sie Ihre Spaziergänge so, dass Sie anschließend immer eine Ruhepause einlegen können.
- Regelmäßige und entspannte Fahrradtouren in ebenem und bekanntem Terrain haben den gleichen Effekt. Auch hier gilt: Vorausplanen, Streckenprofile erstellen und an die jeweilige Tagesform anpassen.
- Ein Fahrradergometer ermöglicht Ihnen leichtes und gezieltes Ausdauertraining mit geringem zeitlichem Aufwand und auch bei schlechtem Wetter.
- Ruhiges gleichmäßiges Schwimmen bietet Ihnen eine weitere Möglichkeit, den Körper auf sanfte Weise zu trainieren. Es sollte allerdings beachtet werden, dass An- und Abfahrtzeiten sowie das Umkleiden recht energieaufwendig sein können. Deshalb mit viel Zeit an die Sache herangehen, gegebenenfalls Unterstützung durch eine Begleitperson sichern und eine lange anschließende Ruhepause einplanen.
- Nutzen Sie darüber hinaus gezielt Fahrstühle, Rolltreppen und andere kraft- und energiesparende Technologien, um keine Energie einfach „auf der Strecke" zu lassen. Trainieren Sie Ihre Kondition und Muskelkraft lieber gezielt und mit Freude.

Wichtig! Informieren Sie Personen, die mit Ihnen aktiv sind bzw. mit Ihnen Sport treiben, über Ihr Problem, sodass sie verständnisvoll damit umgehen können.

Kognitive Verhaltenstherapie

Auch wenn Fatigue in der Regel keine primär psychische Ursache hat, so ist die Psyche doch in hohem Maße am Krankheitsgeschehen beteiligt. Der emotionale Zustand nimmt maßgeblichen Einfluss auf den Verlauf der Erkrankung, die Lebensqualität und die Partizipation (Teilhabe am gesellschaftlichen Leben). Aus dem Zustand ständiger Müdigkeit und rascher Ermüdbarkeit kann sich z. B. eine Depression entwickeln, die die Symptomatik durch zusätzliche Antriebsminderung, Minderwertigkeitsgefühle, gefühlte Perspektivlosigkeit und sozialen Rückzug verschlimmert. Deshalb sollte bei chronischer bzw. immer wiederkehrender Fatigue psychotherapeutische Unterstützung in Anspruch genommen werden. Ein in Verhaltenstherapie ausgebildeter Psychologe oder Psychiater ist in der Lage, bestimmte sich wiederholende Verhaltensmuster, die zur Entstehung der Erkrankung, deren Bestehen oder Verschlimmerung beitragen, zu reflektieren und zu analysieren. Lösungsmöglichkeiten, die auf eine Änderung des Verhaltens im Umgang mit der Erkrankung abzielen, werden besprochen und in den folgenden Sitzungen reflektiert und gegebenenfalls modifiziert. Beispielsweise kann der seit Längerem gestörte Schlafrhythmus einer Person die Fatigue-Symptomatik auslösen oder verschlimmern. In regelmäßig stattfindenden Gesprächen können die Gründe für den gestörten Schlaf hinterfragt und besprochen werden. Ein gängiges Mittel in diesem Zusammenhang ist das Anfertigen von Schlafprotokollen, die neben der Schlafqualität auch weitere Einflussfaktoren, wie die emotionale Verfassung sowie Tätigkeiten vor dem Zubettgehen, erfassen sollten. Im Verlauf der Therapie werden individuelle Lösungen entwickelt, die z. B. das Erlernen geeigneter Entspannungstechniken, das Einhalten bestimmter Einschlafrituale oder auch die vorübergehende Einnahme entsprechender Medikamente umfassen können.

Viele unter Fatigue leidende Personen gehen regelmäßig über ihre Energiereserven hinaus, aus Angst sonst nicht mehr vollwertiges Mitglied des Kollegiums oder Freundeskreises zu sein. Dieses Verhalten verschlimmert allerdings die Müdigkeit und deren Folgen. Die Betroffenen riskieren langfristig das, was sie durch ihr Verhalten eigentlich verhindern wollten: massive Einbußen in ihrer Lebensqualität und soziale Isolation (siehe Abb. 1). Durch verhaltenstherapeutische Ansätze können solche Ängste abgebaut werden. In der Folge verbessert sich die Fähigkeit, das eigene Verhalten besser an die Erkrankung anzupassen.

Viele der im Kapitel *Selbstmanagement von Fatigue* vorgestellten Strategien setzen ein gewisses Maß an Akzeptanz der Erkrankung voraus. Personen, die sich damit schwertun, sollten den Prozess ihrer Krankheitsverarbeitung psychotherapeutisch begleiten lassen. Dabei geht es nicht darum, zu resignieren, sich geschlagen zu geben oder mit seinem bisherigen Leben abzuschließen, sondern durch die Akzeptanz der Realität Kontrolle über die Erkrankung zu erhalten.

Fatigue Management

Beim Fatigue Management geht es grundsätzlich darum, Kontrolle über die Müdigkeit zu erlangen und damit die Auswirkungen auf den individuellen Alltag zu reduzieren. Dabei werden immer wieder die eigenen Grenzen ausgelotet und Strategien entwickelt, diese auch einzuhalten. Dadurch hat man die Möglichkeit, die Auswirkungen der Fatigue abzumildern, extreme Erschöpfungsphasen zu vermeiden und in der Folge mehr Lebensqualität zu erreichen.

Effektives Fatigue Management muss allerdings als ein langfristiger, dynamischer und kreativer Prozess verstanden werden, denn die Ausprägung der Fatigue kann starken Schwankungen unterliegen. Die betroffenen Menschen müssen sich durch fortwährende Selbstbeobachtung und -reflexion (am besten mithilfe eines täglich geführten Tagebuchs) immer wieder aufs Neue mit ihren zur Verfügung stehenden Energien auseinandersetzen. Nur so kann sichergestellt werden, dass das „Energiekonto" nicht überzogen wird. Die zur Verfügung stehende Energie wird geschont bzw. gezielt und dosiert für die wichtigsten Aktivitäten eingesetzt. Bei einem Nachlassen der Symptomatik können die Grenzen auch wieder weiter gesteckt werden.

Weil es beim Fatigue Management darum geht, mit der eigenen Energie effektiv zu haushalten, wird diese Methode vielfach auch „Energiemanagement" genannt.
Es empfiehlt sich, das Fatigue Management mit Hilfe einer entsprechend fortgebildeten Fachperson innerhalb einer Gruppe oder in Einzelsitzungen systematisch zu erlernen. Für manche Betroffenen kann auch dieser Ratgeber die Möglichkeit bieten, die Fatigue im Rahmen eines Selbstmanagements (siehe Kapitel *Selbstmanagement von Fatigue*) in den Griff zu bekommen. Auch dabei kann ein Austausch mit ähnlich Betroffenen sehr hilfreich sein.

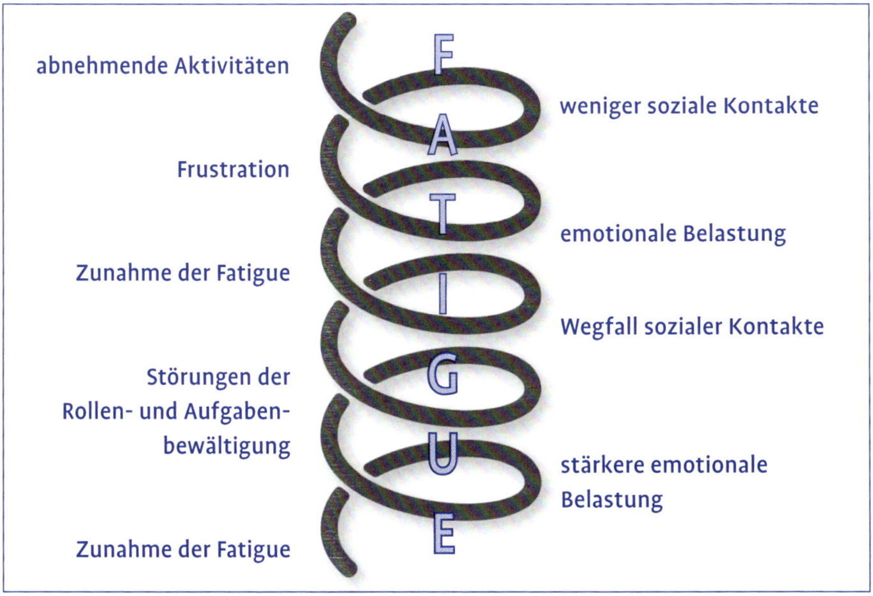

Abb. 1: Negativspirale bei chronischer Fatigue

Beispiel eines systematischen Gruppenprogramms

Die kanadischen Ergotherapeutinnen Dr. Tanya Packer, Adèle Sauriol und Nicky Brink entwickelten 1995 ein Programm, mit dem an Fatigue leidende Menschen lernen, ihren Alltag trotz reduzierter Kapazitäten zufriedenstellend zu bewältigen („Managing Fatigue").[20] Gruppen mit acht bis zehn Teilnehmern erhalten in sechs zweistündigen Sitzungen Hintergrundwissen über die Erkrankung, Funktionen des Körpers, den Energiehaushalt und darüber, wie man den Alltag effizient, d. h. mit einem Minimum an Energieeinsatz, gestalten kann. Ergänzt werden die theoretischen Inhalte durch praktische Übungen während der Sitzungen. Im Rahmen von „Hausaufgaben" werden die neu erarbeiteten Strategien im Alltag ausprobiert. In der folgenden Sitzung werden die individuellen Erfahrungen innerhalb der Gruppe besprochen. Überprüft wird der Therapieerfolg mit der Fatigue-Schweregrad-Skala (siehe S. 27) sowie einem Fragebogen zum angewandten „Energy-Conservation"-Verhalten (siehe Checkliste S. 61).

Bei diesem Programm handelt es sich in erster Linie um ein Gruppenkonzept, welches von erfahrenen und entsprechend fortgebildeten Therapeuten angeboten werden sollte. Das Besondere an diesem Programm ist, dass die Teilnehmer zur konkreten Umsetzung der Strategien angeregt und in diesem Prozess fachkundig begleitet werden. Jeder Teilnehmer erfährt in den Sitzungen Unterstützung durch die Gruppe. Dieser Rückhalt trägt häufig entscheidend zur Bewältigung der Fatigue und zur Umsetzung der Strategien bei. Die Gruppe bietet außerdem die Möglichkeit, mit Personen ins Gespräch zu kommen, die in der gleichen Situation sind. Viele machen erstmalig die Erfahrung, dass sie nicht alleine dastehen mit den Frustrationen, wenn man sie mit ihrem Problem nicht ernst nimmt, oder mit der Scham, über Leistungsgrenzen zu sprechen. Aber auch die eigenen Erfahrungen und erfolgreichen Alltagsstrategien weitergeben zu können, ist ein wichtiger Aspekt, der den Betroffenen Kraft und Selbstbewusstsein gibt.

Mehrere Studien belegen eindrucksvoll, dass „Managing Fatigue" negative Auswirkungen von Fatigue auf den Alltag der Teilnehmer reduziert sowie deren Lebensqualität und Wohlbefinden nachhaltig steigert.

Selbstmanagement von Fatigue

„Was man lernen muss, um es zu tun, das lernt man, indem man es tut." Aristoteles

Im Folgenden werden sieben Lektionen für ein effektives Fatigue Management vorgestellt. Die Lektionen bauen aufeinander auf und sollten deshalb der Reihe nach bearbeitet werden.

Lektion 1	Sie ergründen systematisch das Niveau und die Schwankungen Ihrer körperlichen Energie.
Lektion 2	Sie lernen Aktivitäts- und Ruhephasen gezielt aufeinander abzustimmen („Pacing").
Lektion 3	Sie erhalten praktische Kommunikationstipps, die Sie darin unterstützen, notwendige Gespräche über Fatigue zu führen.
Lektion 4	Sie erfahren nahezu unerschöpfliche Mittel, die das Leben leichter machen können.
Lektion 5	Sie stellen sich der Herausforderung, Prioritäten in Ihrer Lebensgestaltung zu setzen.
Lektion 6	Sie lernen Tage und Ereignisse vorausschauend zu planen.
Lektion 7	Sie erkennen, wohin Sie Ihr neu erworbenes Wissen bereits gebracht hat, und entscheiden, wohin es Sie noch führen soll.

Das Ziel ist, einen an das individuelle Energieniveau angepassten Lebensstil zu entwickeln. Nehmen Sie sich pro Lektion mehrere Tage Zeit und halten Sie Ihre Erfahrungen schriftlich fest. Dafür ist ein DIN-A5-Kalender zu empfehlen, mit jeweils einer Seite pro Tag.

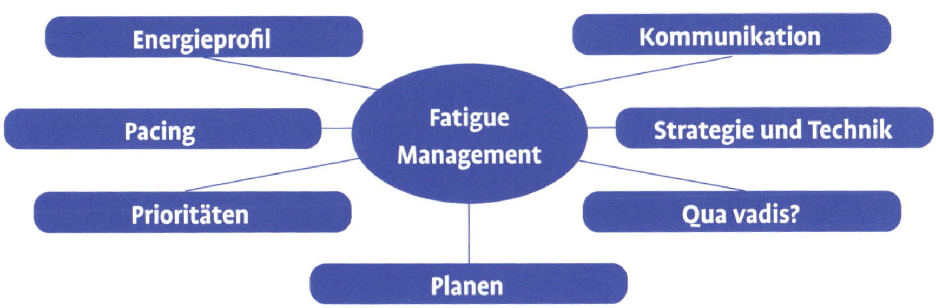

Abb. 2: Übersicht Selbstmanagement

Lektion 1: Energieprofil

Zu Beginn des Selbstmanagements sollten Sie sich systematisch mit der individuellen Ausprägung Ihrer Energie auseinandersetzen, um tageszeitliche Schwankungen bewusst wahrzunehmen. Das ist vor allen Dingen deswegen erforderlich, da bei vielen Betroffenen zunächst der Eindruck überwiegt, dass sie „nur noch schlapp und müde" sind. Das Tagesprotokoll zur Erstellung eines Energieprofils (Kopiervorlage, siehe S. 63) hilft dabei, eine realistische Einschätzung der zur Verfügung stehenden Energie zu bekommen bzw. tageszeitliche Schwankungen und andere Einflussfaktoren zu erfassen. Werden diese Zusammenhänge erst erkannt, können entsprechende Maßnahmen ergriffen werden, indem z. B. Belastungssituationen, die zur Verstärkung der Symptomatik führen, gezielt vermieden, reduziert oder modifiziert werden. Hierbei kann es sich um körperlich oder geistig anstrengende Aktivitäten, aber auch um den Kontakt mit bestimmten Personen handeln. Anstrengende Tätigkeiten sollten gezielt in den Zeiträumen erledigt werden, in denen sich die Energiekurve erfahrungsgemäß im oberen Bereich der Skala befindet, während wohltuende Aktivitäten und Menschen mit positivem Einfluss auf die Energie zukünftig gezielter in der Tages- und Wochenplanung berücksichtigt werden können (siehe Lektion 6).

Für eine möglichst realistische Einschätzung sollte der Eintrag in das Energieprofil zunächst direkt erfolgen und nicht rückblickend am Tagesende. Der Maßstab für „Voller Energie", was im Energieprofil der Zahl 10 entspricht, bezieht sich auf Ihr persönliches Maximum an Energie in der Zeit vor der Erkrankung. Vergleichen Sie sich nicht mit anderen, womöglich besonders energiegeladenen und temperamentvollen Menschen. Führen Sie das Energieprofil mindestens sieben Tage in Folge durch, um einen vollständigen Querschnitt durch Ihre Woche inklusive des Wochenendes zu bekommen.
Wenn Sie mit der Einschätzung Ihrer Energie auf der Skala von 0–10 vertraut sind, sollten Sie für die langfristige Dokumentation dazu übergehen, Wochenprotokolle zu führen (Kopiervorlage, siehe S. 64). Es wird dann jeweils am Ende des Tages der durchschnittliche Energiewert eingeschätzt und dokumentiert. Dies hilft Ihnen, ein immer besseres Verständnis für den Verlauf der Erkrankung zu bekommen, da individuelle Zusammenhänge, Schwankungen und Einflussfaktoren regelmäßig festgehalten und für das weitere Fatigue Management genutzt werden können.

Abbildung 3 zeigt das Tagesprotokoll der 56-jährigen Lehrerin Marianne H., die nach einer Hirnblutung unter anhaltender Fatigue leidet. Ihren Ärzten und Therapeuten war zwar im Rehabilitationsprozess eine sog. körperliche Minderbelastbarkeit aufgefallen. Dies wurde allerdings trotz eines geplanten beruflichen Wiedereinstiegs nicht gezielt behandelt.

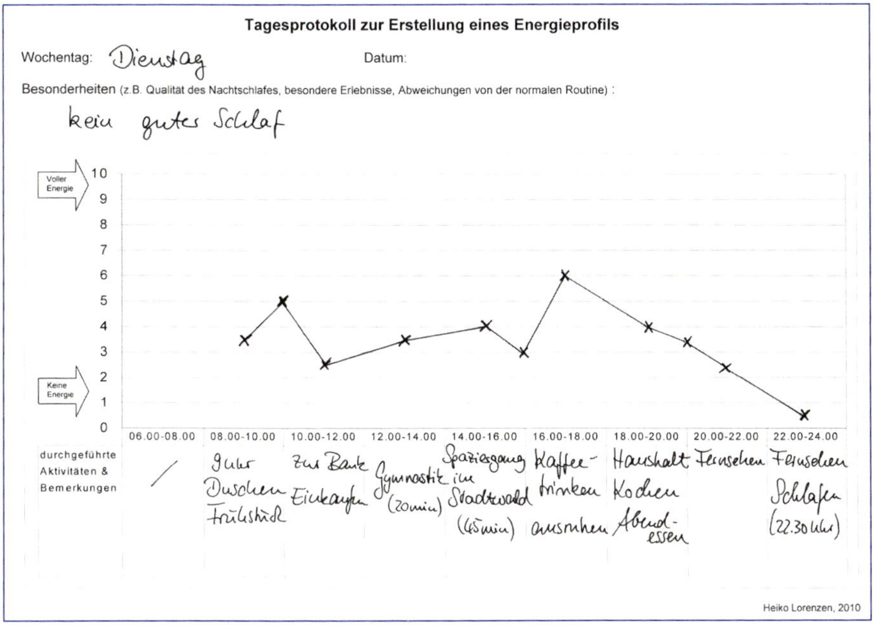

Abb. 3: Tagesprotokoll von Frau H.

Lektion 2: Mit der Energie haushalten (Pacing)

Die wichtigste Botschaft dieser Lektion vorab: Wer unter Fatigue leidet, sollte Ruhepausen einlegen, **bevor** die Müdigkeit eintritt bzw. sich das vorhandene Erschöpfungsgefühl verschlimmert. Nur so können die sog. push/crash-Zyklen vermieden werden. In Phasen mit viel gefühlter Energie, z. B. in der ersten Tageshälfte oder an einem insgesamt „guten" Tag, droht die Überanstrengung (push). Es werden dann viele Dinge erledigt, die lange aufgeschoben bzw. lange entbehrt wurden. Die zur Verfügung stehende Energie wird überstrapaziert, wodurch entweder noch am selben oder am darauf folgenden Tag der Zusammenbruch folgt (crash). Die Energiereserven scheinen dann völlig aufgebraucht, sodass selbst die Kleinigkeiten des Alltags kaum bewältigt werden können. Dieser Zustand kann u. U. mehrere Tage dauern und sollte unbedingt vermieden werden. Die genaue Kenntnis des eigenen Energieverlaufs sowie weitestmögliches Respektieren von „Energieflauten" sind eine wichtige Voraussetzung dafür. Aktives Fatigue bzw. Energiemanagement beginnt allerdings erst dann, wenn Sie Ihre Aktivitäten und Ruhezeiten durch vorausschauende Planung in eine gute Balance bringen. Die Dauer und Häufigkeit der geplanten Ruhepausen können zwar den individuellen Bedürfnissen angepasst werden, sollten aber auch dann eingehalten werden, wenn sie gerade nicht als notwendig empfunden werden.

Stellen Sie sich folgende Fragen und notieren Sie die Antworten auf eine leere Seite in Ihrem Kalender:

- Wann ist meine Müdigkeit am schlimmsten bzw. meine Energie am geringsten (siehe Energieprotokoll)?
- Wann lege ich bereits Ruhepausen ein?
- Wann könnte ich zusätzliche Ruhepausen einlegen?
- Wie gestalte ich meine Ruhepausen?
- Wo kann ich zur Ruhe kommen bzw. welche Orte stehen in meinem Alltag für eine Ruhepause zur Verfügung? → Dies ist vor allen Dingen für Berufstätige eine entscheidende Frage für erfolgreiches Fatigue Management!

Nehmen Sie in Ihrem Kalender vorausschauend für zwei Tage eine Tagesplanung vor, indem Sie zuerst die Zeiträume und die Art Ihrer Ruhepausen eintragen (z. B. 10.00–10.20 Uhr aufs Sofa legen & Musik hören). Fertigen Sie nun eine Liste der Aktivitäten an, die Sie am folgenden Tag unbedingt erledigen müssen (Verpflichtungen) und die Sie gerne tun würden (wohltuende Aktivitäten). Planen Sie diese Aktivitäten um die bereits eingetragenen Pausenzeiten herum. Länger dauernde Aktivitäten sollten zur Einplanung und Einhaltung von Ruhepausen in verschiedene Abschnitte unterteilt werden. So kann z. B. das Staubsaugen der Wohnung oder das Putzen der Fenster nach Zimmern bzw. Etagen aufgeteilt werden. Nehmen Sie sich für jeden Abschnitt ausreichend Zeit, bewegen Sie sich entspannt und etwas langsamer als gewohnt.
Erproben Sie in den folgenden zwei Tagen, ob die Gestaltung Ihrer Ruhepausen realistisch und ausreichend ist. Passen Sie ggf. die Häufigkeit, Dauer sowie die Gestaltung der Pausenzeiten gemäß Ihren Erfahrungen an und planen Sie dann die nächsten zwei Tage. Anhand des Tages- bzw. Wochenprotokolls (Energieprofil) können Sie erkennen, inwiefern sich Planung und Einhaltung der Pausenzeiten auf Ihre Energie auswirken. Tasten Sie sich langsam heran, was Sie ohne vorzeitige bzw. stark zunehmende Erschöpfung erledigen können.
Die Aufgaben des Alltags können über den Tag, auf mehrere Tage und auch auf verschiedene Schultern verteilt werden. Egal wie viel Sie an einem Stück erledigen: Legen Sie anschließend eine kleine Ruhepause ein. Seien Sie stolz darauf, etwas erledigt zu haben, und genießen Sie gleichzeitig das Gefühl, dass Sie gut auf sich achten.

Probieren Sie mehrere Möglichkeiten aus, Ihre Ruhepausen zu gestalten. Sie können sich in einen bequemen Sessel setzen, sich aufs Sofa oder ins Bett legen, ein Nickerchen machen oder einem ruhigen Hobby nachgehen, wie Lesen, Hörspiele oder Radio hören. Beachten Sie dabei, dass nur im Liegen die Muskelaktivität auf ein Minimum reduziert wird! Auf diese Weise können Sie die meiste Energie sparen. Machen Sie die Pausen-

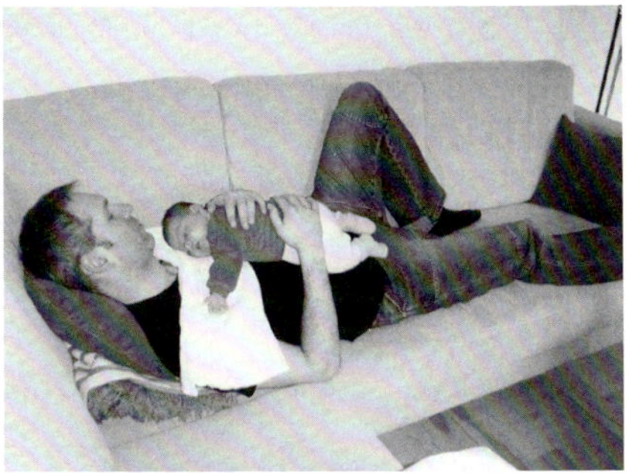

Abb. 4: Ruhepausen können auch gemeinsam verbracht werden

gestaltung davon abhängig, was Sie für den Tag noch geplant haben. Möchten Sie z. B. abends ins Kino gehen oder sich mit Freunden treffen, legen Sie sich im Laufe des Tages öfter hin. Haben Sie aber einen ruhigen Abend geplant und möchten früh ins Bett gehen, können Sie tagsüber etwas mehr Energie investieren.

Beispiel:
Der durch eine chronische Lebererkrankung an Fatigue leidende 36-jährige Michael B. empfindet es u. a. als sehr belastend, nach seinen Erledigungen im Internet (E-Mails lesen/schreiben, Kurzmeldungen aus der Tagespresse lesen, Produktinformationen einholen) immer so stark erschöpft zu sein, dass er sich mindestens eine Stunde hinlegen muss. Im Rahmen des Fatigue Managements beginnt er, die zu erledigenden Dinge und die Zeit im Internet zu begrenzen. Durch die Kontrolle mit einem Wecker findet Herr B. im Laufe weniger Tage heraus, dass er 20 Minuten ohne nennenswerte Zunahme der Erschöpfung im Internet „surfen“ kann. Anschließend reicht ihm eine 10-minütige Ruhepause.

Tipp: Begrenzen Sie Schlafzeiten tagsüber auf max. eine Stunde, damit Dauer und Qualität des für die Regeneration besonders wichtigen Nachtschlafs nicht beeinträchtigt werden.

Lektion 3: Kommunikation

„Nur sprechenden Menschen kann geholfen werden.“ Rheinisches Sprichwort

Wer unter einer unsichtbaren und allgemein wenig bekannten Erkrankung leidet und womöglich auch noch gesund aussieht, kann Akzeptanz oder Rücksichtnahme im sozialen Umfeld nicht als selbstverständlich voraussetzen. Hier sind Offenheit, Ehrlichkeit und eigene Initiative gefragt. Wer unter Fatigue leidet, muss darüber sprechen!

Über Fatigue zu sprechen, ist für viele Betroffene eine schwierige Aufgabe. Es bedeutet, anderen gegenüber Schwächen einzugestehen und Leistungsgrenzen deutlich zu machen.

Es stellt allerdings die einzige Möglichkeit dar, Verständnis und Hilfe zu bekommen. Erst wenn andere Menschen in die Erkrankung eingeweiht werden, kann gemeinsam nach Lösungen und effektiver Unterstützung gesucht werden.

Der Verlauf eines Gespräches hängt von vielen Faktoren ab. Einige davon lassen sich beeinflussen, wie z. B. Ihr Verhalten, Ihre Vorbereitung sowie der gewählte Zeitpunkt und Ort. Auf Ihren Gesprächspartner und dessen Reaktionen haben Sie jedoch kaum Einfluss. Je nachdem, in welcher emotionalen oder hierarchischen Beziehung Sie sich zum Gesprächspartner befinden, kann ein Gespräch über Ihre Erkrankung eine echte Herausforderung darstellen. Die in dieser Lektion vorgestellten Kommunikationstipps sollen Sie ermutigen, den Schritt zur Kommunikation zu tun und Ihre Gespräche über Fatigue möglichst *zielorientiert* und *sachlich* zu führen.

- Überlegen Sie sich zunächst, mit wem Sie in den nächsten Tagen über Ihre Fatigue sprechen wollen bzw. sollten. Das kann jemand sein, der Ihnen besonders wichtig ist und/oder von den Auswirkungen Ihrer Fatigue direkt betroffen ist.
- Werden Sie sich darüber klar, welches Ziel Sie verfolgen. Wollen Sie zunächst über Ihre Fatigue informieren und aufklären oder haben Sie ein bestimmtes Anliegen? Wenn Sie sich Unterstützung wünschen, machen Sie sich vorher Gedanken, wie diese konkret aussehen könnte.
- Achten Sie auf eine ruhige und entspannte Gesprächssituation. Nehmen Sie sich Zeit und stellen Sie sicher, dass Ihr Gesprächspartner ebenfalls Zeit hat und für Ihr Anliegen aufnahmefähig ist. Führen Sie das Gespräch nicht als Reaktion auf ein belastendes Ereignis, wie z. B. eine Enttäuschung, oder nach einem „crash“. Warten Sie, bis Sie sich stabilisiert haben.
- Sprechen Sie Ihre Gefühle offen an. Beschreiben Sie, wie es sich anfühlt, mit Fatigue zu leben. Geben Sie Beispiele, wie sie Ihr alltägliches Leben beeinträchtigt und welche negativen, aber auch positiven Einflussfaktoren es für Sie gibt.
- Erläutern Sie Ihrem Gesprächspartner, was Ihnen hilft und was nicht. Gemeinsam kann dann eine für beide Seiten befriedigende Lösung gefunden werden. Möglicherweise entwickelt Ihr Gesprächspartner auch eigene Ideen für Ihre Entlastung und Unterstützung.

! **Wichtig!** Wenn Sie selbst ernsthaft und aufmerksam den Gedanken, Ideen sowie möglichen Ängsten und Befürchtungen Ihres Gesprächspartners zuhören, wird auch dessen Bereitschaft höher sein, sich mit Ihrer Sicht der Dinge auseinanderzusetzen.

Ihrem Lebenspartner bzw. Ihren Freunden sollten Sie erläutern, dass sie Ihnen mit Flexibilität sehr helfen können. So könnte z. B. der gemeinsam geplante Kinobesuch schon mal zu einem DVD-Abend bei Ihnen zu Hause umdisponiert werden oder anstelle des gemeinsamen Kochens wird ausnahmsweise der Pizzadienst in Anspruch genommen. Sind Sie Mutter oder Vater kleiner Kinder, müssen auch diese in einer möglichst einfachen Sprache informiert werden. Klare Regeln darüber, wann Sie zum Spielen, für Ausflüge oder die Hausaufgabenbetreuung zur Verfügung stehen und wann Sie ruhen müssen, geben den Kindern Orientierung und ermöglichen Rücksichtnahme. Die für Sie wichtigen Ruhepausen können vom Partner bzw. Ihren Kindern am besten respektiert werden, wenn beide Seiten etwas davon haben.

Ein schönes Beispiel dafür stammt von Manuel F. Der unter tumorbedingter Fatigue leidende 42-jährige Mann spricht die Planung seiner Ruhepausen mit seiner Ehefrau eng ab. Dadurch kann sie sich vor allem am Wochenende darauf einstellen und überlegen, wie sie die Zeit nutzen möchte. Sie empfindet es als deutliche Entlastung, dass die Ruhezeiten vorher festgelegt werden und nicht plötzlich notwendig sind. Außerdem findet sie dadurch selbst wieder Zeit und Muße, ruhigen Hobbys nachzugehen, wie Sudoku-Rätsel lösen oder lesen.

Ein weiteres Beispiel für erfolgreiches Fatigue Management durch vorausschauende Kommunikation: Die seit 22 Jahren an MS erkrankte Rosel L. wird von langjährigen guten Freunden zur Silberhochzeit eingeladen. Um Missverständnissen und unangenehmen Erklärungen vorzubeugen, spricht sie sich mit ihren Freunden im Vorfeld ab, dass sie aufgrund ihrer Ermüdbarkeit das Fest evtl. nach zwei Stunden wieder verlässt. Das Gefühl, jederzeit ohne schlechtes Gewissen nach Hause fahren zu können, gibt ihr Sicherheit und Selbstbewusstsein. Tatsächlich kann sie an dem Abend dreieinhalb Stunden bleiben. Den folgenden Tag hatten ihr Mann und sie als Ruhetag ohne Termine oder besondere Aktivitäten eingeplant.

Über Fatigue zu sprechen bedeutet aber nicht, ausschließlich das Umfeld aufzuklären und sich Unterstützung zu sichern. Ein Austausch mit Gleichgesinnten bzw. ähnlich betroffenen Menschen macht Mut und gibt Kraft. Eine Selbsthilfegruppe (siehe Kapitel *Weiterführende Informationen*) kann dafür den entsprechenden Rahmen bieten. Dort werden u. a. Tipps und Erfahrungen ausgetauscht, Informationsveranstaltungen, Ausflüge, Reisen und Feste organisiert.

Lektion 4: Strategie und Technik

Eine effiziente Vorgehensweise und der Einsatz technischer sowie nicht-technischer Hilfsmittel hilft bei bestimmten Aktivitäten viel körperliche Energie einzusparen. Unbewusst wird es bereits von den meisten Menschen täglich praktiziert, um routinierte Abläufe möglichst ökonomisch und bequem zu gestalten. So benutzen z.B. viele Menschen zum Tischdecken ein Tablett und tragen nicht jedes Einzelteil von der Küche ins Esszimmer. In vielen Familien wird vorgekocht und eingefroren, sodass an bestimmten Tagen der Griff in die Gefriertruhe reicht. Der Einsatz eines Staubsaugers, einer Spül- und Waschmaschine ist hierzulande für die meisten Menschen selbstverständlich. Durch den Einsatz bestimmter Strategien und Hilfstechnologien bleibt unterm Strich mehr Zeit und Energie für andere Aktivitäten.
Das Ziel dieser Lektion ist, diesen Zusammenhang bewusst zu machen und gezielt und intensiv zu nutzen, um körperliche Energie einzusparen. Im Rahmen des Fatigue Managements sollten deshalb folgende grundsätzliche Strategien täglich berücksichtigt werden:

- Schaffen Sie sich möglichst viele Sitzgelegenheiten – auch dort, wo Sie normalerweise stehen, z.B. beim Bügeln oder am Herd. Es ist eine weitverbreitete falsche Annahme, dass die Muskulatur und somit die körperliche Energie noch weiter abbaut, wenn man es sich im Alltag möglichst leicht macht, z.B. sich häufig hinsetzt und Belastungen wie längeres Stehen oder Treppensteigen vermeidet. Wie bereits in den Ausführungen zum Ausdauertraining erläutert, heben Sie sich durch einen ressourcenschonenden Einsatz Ihres Körpers Energie für ein bewusstes Training Ihrer Muskulatur und Kondition auf.
- Bewahren Sie häufig benutzte Gegenstände so auf, dass Sie sie leicht erreichen können, ohne sich strecken oder bücken zu müssen, d.h. möglichst zwischen Schulter- und Hüfthöhe.
- Vermeiden Sie mehrfaches Stapeln von Gegenständen sowie Unordnung in Aufbewahrungssystemen wie Küchen- und Kleiderschränken, Regalen und Schubladen.
- Ungünstige Arbeitshöhen und -haltungen bei stehenden und sitzenden Tätigkeiten sollten Sie vermeiden. Bei körperlich anstrengenden Arbeiten (z.B. beim Sägen, Schleifen, Brot schneiden oder der Handhabung schwerer Werkzeuge) sollte die Arbeitsfläche etwas niedriger sein. Dadurch erreichen Sie eine effizientere Kraftübertragung. Bei feineren Arbeiten (z.B. beim Schreiben oder feinmechanischen Arbeiten) sollte die Arbeitsfläche etwas höher sein. So vermeiden Sie, dass Sie sich weit nach vorne beugen und viel Energie in der Rücken- und Nackenmuskulatur aufbringen müssen.
- Suchen Sie alle erforderlichen Gegenstände zusammen und legen Sie diese in Reichweite auf Ihre Arbeitsfläche, bevor Sie mit einer Aktivität beginnen. Die Arbeitsfläche sollte übersichtlich und frei von störenden Dingen sein.

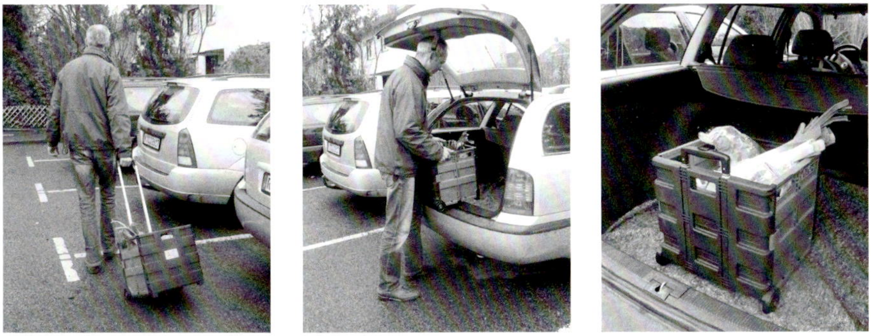

Abb. 5: Rollcontainer erleichtern den Einkauf

- Vermeiden Sie, schwere Gegenstände zu heben oder zu tragen. Benutzen Sie z. B. einen Servierwagen für Geschirr bzw. einen Rollcontainer im Garten oder für den Einkauf (siehe Abb. 5).

Je mehr Hilfsmittel Sie sich im Alltag bedienen, desto effizienter setzen Sie Ihre vorhandenen Energien ein. Genießen Sie diese kleinen Erleichterungen des Alltags und halten Sie die Augen offen, wodurch Ihnen Arbeit abgenommen bzw. erleichtert werden kann.

Hilfsmittel im Haushalt

Grundsätzlich sind alle elektrisch betriebenen Haushaltsgeräte dazu geeignet, die Arbeit im Haushalt leichter und effizienter zu machen, z. B. elektrische Brot- und Fleischmesser, eine Brotschneidemaschine, multifunktionelle Küchenmaschinen.

Dort wo längeres Stehen erforderlich ist – z. B. beim Gemüseschneiden, Kochen am Herd oder beim Bügeln, aber auch bei beruflichen Tätigkeiten, z. B. an einer Kasse, einem Kundenschalter oder bei der Bedienung größerer Maschinen –, sollten Stehhilfen eingesetzt werden (siehe Abb. 6). Sie ermöglichen einen erhöhten Sitz, sodass der Aktionsradius ähnlich wie beim Stehen ist, jedoch die Beine stark entlastet werden. Je nachdem, für welche Tätigkeit und wie lange die Stehhilfe jeweils in Gebrauch ist, kommen verschiedene und unterschiedlich teure Modelle infrage. Die preisgünstigste Variante ist die zusammenklappbare Bügelstehhilfe. Sie ist in jedem großen Supermarkt erhältlich. Solider und standfester sind die Stehhilfen mit einem starren Rohrrahmen und stufenlos höhenverstell-

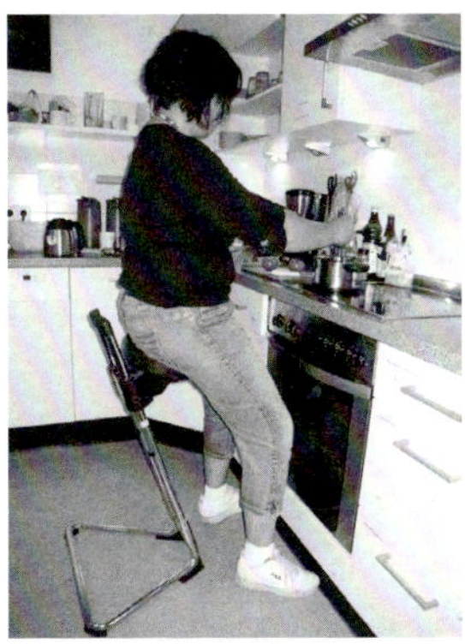

Abb. 6: Stehhilfen entlasten die Beine

barem Sitz. Diese sind für den Dauerbetrieb und bei zusätzlichen leichteren körperlichen Einschränkungen, wie Gleichgewichtsstörungen, Lähmungen oder Schmerzen in den Hüft- und Kniegelenken, zu empfehlen. Ein leicht drehbar gelagerter Sitz unterstützt die Rotation des Oberkörpers nach links und rechts.

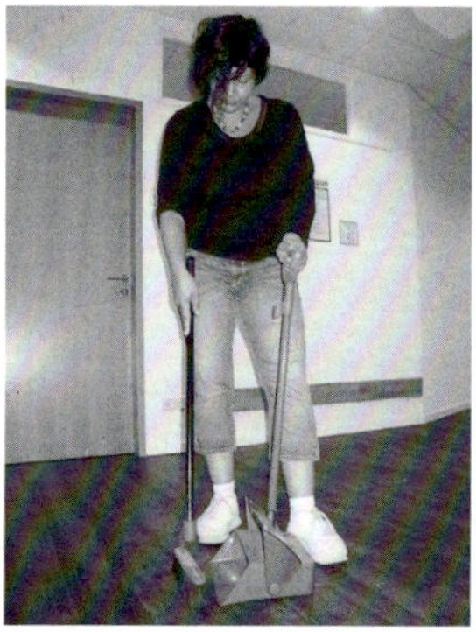

Abb. 7: Ein Kehrset verhindert sich bücken zu müssen

Ein Kehrset mit langem Stiel ermöglicht entspanntes Aufkehren im Stehen, ohne sich bücken oder in die Hocke gehen zu müssen (siehe Abb. 7). Mit einer etwas größeren und robusteren Ausführung können auch Laub und verschmutzte Gehwege gekehrt werden.

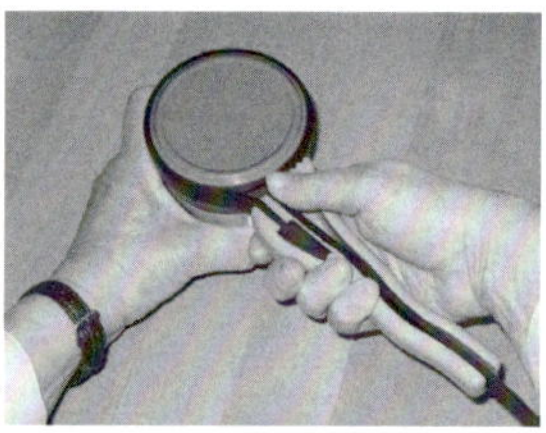

Abb. 8: Gurtschlüssel

Hilfsmittel zum Öffnen von Schraubverschlüssen können gerade bei Marmeladen- und Gurkengläsern einen hohen Krafteinsatz der Hände und Arme verhindern. Eine sehr flexible Hilfe zum Öffnen von Schraubverschlüssen ist der sog. Gurtschlüssel. Dieser ist preisgünstig in vielen Baumärkten erhältlich (siehe Abb. 8). Darüber hinaus können viele verschiedene Schraubverschlusshilfen in Haushaltswarenabteilungen oder Sanitätshäusern erworben werden.

Werden Wurst und Käse in mehrstöckigen Frischhaltedosen aufbewahrt, trägt das zur Ordnung im Kühlschrank bei und man hat mit einem Handgriff einen Großteil des Frühstücks oder Abendessens auf dem Tisch stehen.

Möbelrollen unter Kommoden, dem Sofa und großen Zimmerpflanzen bzw. Blumenkübeln erleichtern die Reinigung des Bodens. Außerdem können unter die Möbel geratene Gegenstände bequemer wieder hervorgeholt werden. Dies ist besonders in Haushalten mit Kindern interessant!

Besonders praktisch und auch kraftsparend sind Lichtschalter mit akustischem Sensor. Dieser lässt sich durch Klatschen der Hände bedienen und erspart das Aufstehen und Gehen durchs Zimmer. Etwas aufwendiger, aber sehr effizient sind die sog. Umweltsteuerungen. Mittels eines drahtlosen Senders und diversen Empfängern lassen sich alle elektronisch gesteuerten Elemente des Haushalts bedienen: Radio, Fernseher, Videorekorder, Telefon, Licht, Steckdosen, automatisch öffnende bzw. schließende Türen und Fenster, Rollläden etc.

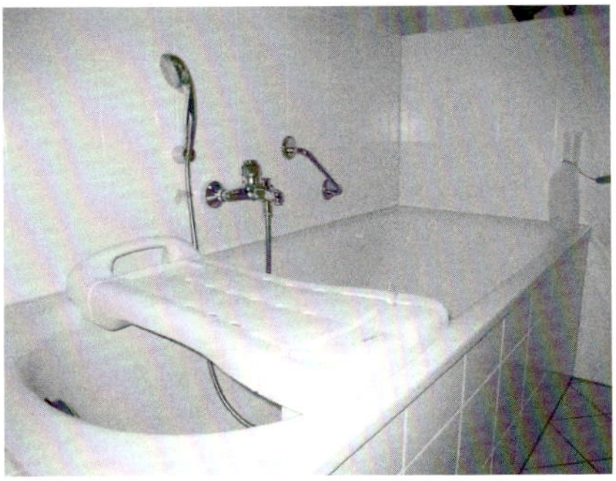

Abb. 9: Badewannenbrett

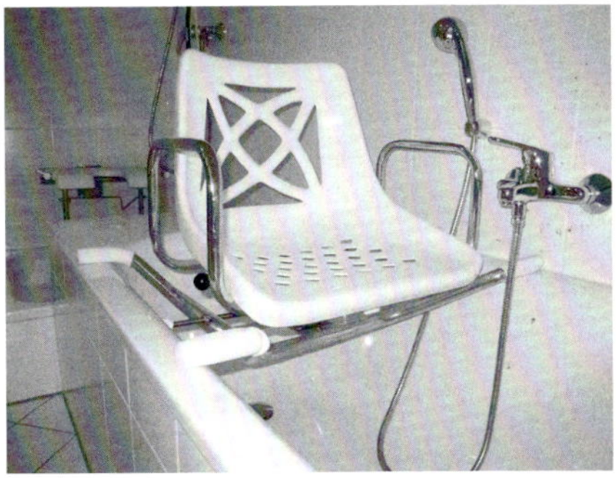

Abb. 10: Badewannendrehsitz

Hilfsmittel im Bad

Je nachdem, wie viel Sicherheit und Komfort man benötigt, können zum Duschen in einer Badewanne ein Badewannenbrett oder ein Badewannendrehsitz verwendet werden (siehe Abb. 9 und 10). Beide Hilfsmittel ermöglichen ein leichtes Einsteigen und bequemes Duschen im Sitzen.
Für die Dusche erfüllt ein mobiler Duschhocker oder ein fest installierter Duschklappsitz denselben Zweck.

Viele Einzelteile auf offenen Ablagen im Bad erschweren das Putzen. Alles muss einzeln weggeräumt und anschließend wieder hingestellt werden. Körbchen, in denen alles deponiert werden kann, schaffen hier Abhilfe (siehe Abb. 19, S. 55).

Hilfsmittel für die Mobilität

Für alle, die gerne Fahrrad fahren, gibt es technisch ausgereifte Fahrräder mit ziemlich unauffälligen elektrischen Hilfsantrieben. Hierbei werden zwei Fahrradarten unterschieden: „E-Bikes" und „Pedelecs". Das E-Bike lässt sich ganz ohne Muskelkraft antreiben. Beschleunigt wird es über einen Drehgriff am Lenker. Geschwindigkeiten bis über 25 km/h sind möglich. Pedelec steht für „Pedal Electric Cycle". Ein Hilfsmotor unterstützt dabei den Fahrer beim Treten. Je kräftiger der Fahrer in die Pedale tritt, desto stärker wird er durch den Hilfsmotor unterstützt. Auf diese Art werden auch Steigungen mühelos bewältigt (siehe auch *Buch- und Filmtipps*).

Dreispurige Fahrräder (oder auch Trikes) (s. Abb. 11), die über einen Sitz mit Rückenlehne verfügen, ermöglichen sehr entspanntes Fahren sowie Anhalten, ohne abzusteigen. Eine sinnvolle Ergänzung für diesen Fahrradtyp sind spezielle Fahrradschuhe. Diese werden mittels Klickmechanismus fest mit den Pedalen verbunden und reduzieren so die Haltearbeit der Oberschenkelmuskulatur und sorgen gleichzeitig für eine effizientere

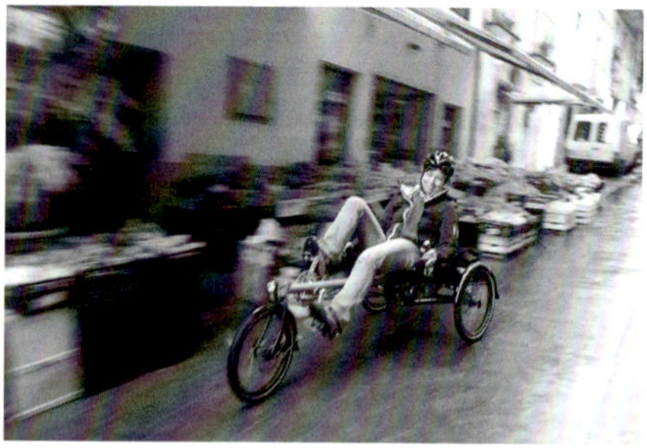

Abb. 11: Dreispuriges Fahrrad „Kettwiesel“

Kraftübertragung. Dreispurige Fahrräder gibt es mit unterschiedlichen Sitzhöhen, Lenkungsarten und sogar elektrischem Hilfsantrieb. Um das richtige Modell zu finden, sollten viele unterschiedliche Typen Probe gefahren werden.

Für das Einkaufen zu Fuß bzw. mit öffentlichen Verkehrsmitteln empfiehlt sich der Gebrauch von Einkaufstrolleys. Sie sind mittlerweile in verschiedensten modischen Designs und mit unterschiedlichen funktionellen Raffinessen erhältlich. Beispielsweise gibt es Exemplare mit integrierter Sitzgelegenheit, um unabhängig und flexibel Sitzpausen einzulegen, Bordsteinkanten oder Treppen werden durch eine Treppensteigfunktion mühelos bewältigt (siehe Abb. 12). Wird wegen einer Einschränkung der Gehfähigkeit ein Rollator benutzt, kann dieser als mobile Sitzgelegenheit dienen. Ein Rollator mit Aluminiumgestell (Leichtgewichtrollator) lässt sich im Vergleich zu einem Standardrollator aufgrund des deutlich geringeren Gewichts leichter im Auto verstauen oder eine Treppe hoch tragen (siehe Abb. 13).

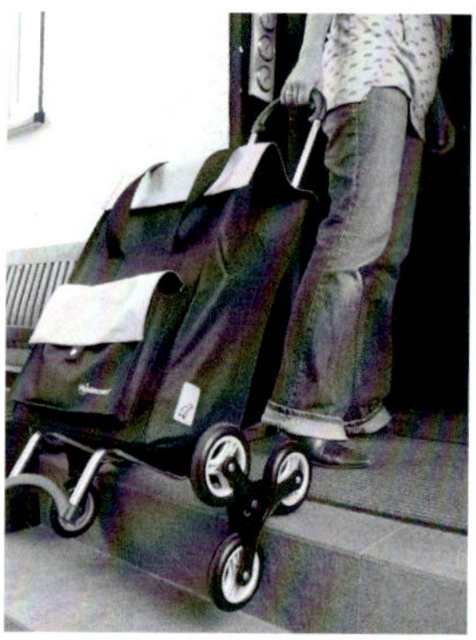
Abb. 12: Trolley Treppensteiger

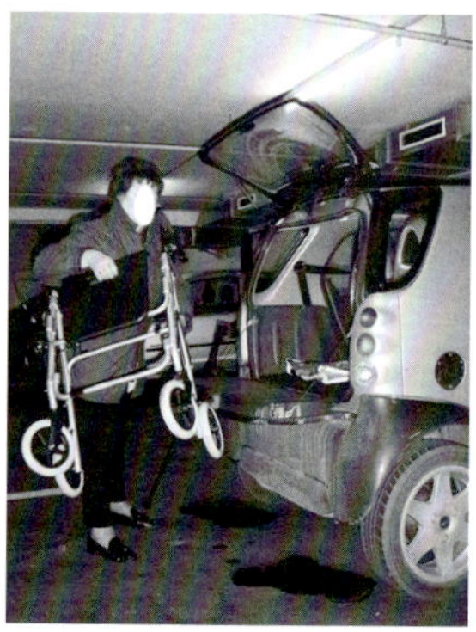
Abb. 13: Leichtgewichtrollator

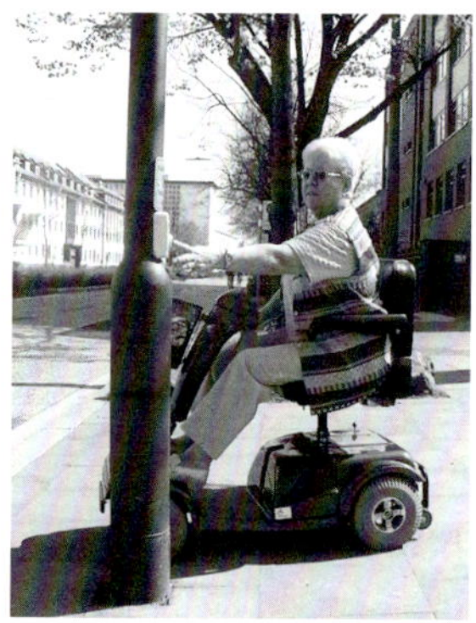
Abb. 14: Elektromobil

Wer besonders stark unter Fatigue leidet, sollte über den situationsbezogenen Einsatz eines Rollstuhls nachdenken. Indem eine Hilfsperson den Rollstuhl schiebt, können längere Wegstrecken ohne Kraftaufwand überwunden werden und es bleibt mehr Energie für den eigentlichen Grund des Ausfluges.

Elektrorollstühle bzw. Elektromobile ermöglichen mehr Unabhängigkeit und erweitern den Aktionsradius. Aufgrund des hohen Preises (insbesondere von Elektrorollstühlen) sollte auf jeden Fall abgeklärt werden, ob die Krankenkasse oder ein anderer Kostenträger dafür aufkommt (siehe Abb. 14).

„Der Rollstuhl kostet viel Überwindung, aber er kann eine große Hilfe sein. Da wir sowieso eine geringere Lebensqualität haben, müssen wir diesen Rest aufmotzen; und bedeutet ein Spaziergang bzw. eine Spazierfahrt nicht eine ganze Menge davon? Und nicht nur das: Auch Ausstellungen rücken z. B. wieder in den Bereich der Möglichkeiten."

Sabine Pfisterer (leidet seit mehreren Jahren an ME/CFS)

Hilfsmittel für die Arbeit an einem Schreibtisch

Ein Schreibtischarbeitsplatz sollte im beruflichen wie im privaten Bereich immer mit einem individuell einstellbaren ergonomischen Bürostuhl ausgestattet sein. Dieser reduziert die Haltearbeit der Rumpf-, Nacken- und Schultermuskulatur und entlastet außerdem die Bandscheiben. Um ein passendes Modell zu finden und die optimale Einstellung zu gewährleisten, sollte fachkundige Beratung in Anspruch genommen werden. Für ein gutes Modell müssen allerdings Preise ab 500,- Euro einkalkuliert werden.

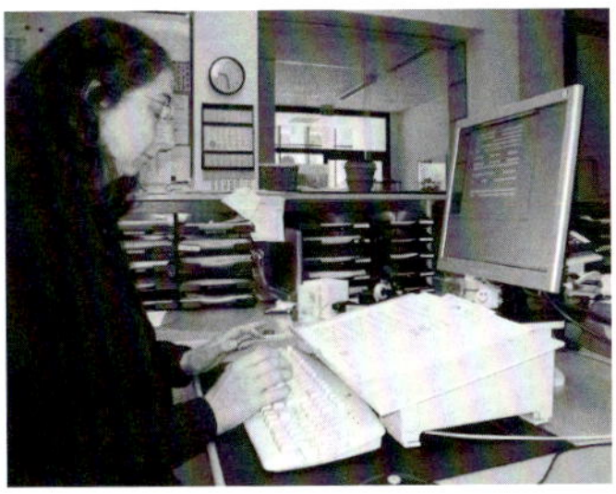

Abb. 15: Vorlagenhalter

Mit einem Vorlagenhalter (siehe Abb. 15) können Dokumente bearbeitet werden, ohne den Kopf bzw. den ganzen Oberkörper ständig zur Seite drehen zu müssen. Das erspart auf einen ganzen Arbeitstag bezogen viele unnötige Bewegungen und reduziert somit den muskulären Energieaufwand. Die maximale Entlastung des Schultergürtels beim längeren Arbeiten am Computer lässt sich durch den Gebrauch von „Ergorest"-Unterarmstützen erzielen. Je nachdem, ob man viel mit der Maus oder der Tastatur arbeitet, kann man die Unterarmstützen ein- oder beidseitig verwenden. Nach einer gewissen Eingewöhnungszeit hat man schließlich das Gefühl, als würden die Arme über der Tastatur schweben. Wer berufsbedingt oder auch privat viel telefoniert, dem bringt der Einsatz eines Head-Sets (Telefonkopfhörer) Entlastung, um Schultern und Arme zu entspannen.

Tipp: Neben der richtigen technischen Ausstattung des Arbeitsplatzes ist es wichtig, auf eine ausreichende Beleuchtung zu achten. Eine zu schwach beleuchtete Umgebung lässt die Augen und den Geist rascher ermüden.

Die Gestaltung einer „Aktivitätsinsel"

Eine „Aktivitätsinsel" einzurichten bedeutet, Strategie und Technik an einem stationären Arbeitsplatz optimal zu kombinieren. Unter Arbeitsplatz sind hier alle festen Orte zu verstehen, an denen Sie einer privaten oder beruflichen Tätigkeit nachgehen. Jeder Arbeitsplatz umfasst in der Regel sowohl festgelegte als auch flexible Strukturen. Festgelegte Strukturen können meist nur mit einigem Aufwand bzw. viel Geld verändert werden. Beispiele sind:

- Bauliche Gegebenheiten, z. B. Größe und Grundriss eines Raumes, sanitäre Anlagen, Treppen
- Arbeitsflächen, z. B. die Arbeitsplatte in der Küche, der Schreibtisch, die Werkbank
- Größe und Standort von Kleiderschränken, Regalen und Hängeschränken

Flexible Strukturen zeichnen sich dadurch aus, dass sie sich mit geringem Aufwand verändern lassen. Beispiele sind:

- Ordnung auf der Arbeitsfläche/den Arbeitsflächen
- Anordnung bzw. Standort der benötigten Gegenstände
- Zusätzliche Ablageflächen
- Nutzung von Sitzmöglichkeiten
- Beleuchtungsstärke

Bei der Gestaltung einer „Aktivitätsinsel" geht es darum, die oben genannten Strategien anzuwenden sowie entsprechende Hilfsmittel adäquat einzusetzen. Inwieweit sich ein Arbeitsplatz in diesem Sinne anpassen lässt bzw. Sie das wollen, müssen Sie durch Experimentieren herausfinden.

Überlegen Sie sich zunächst einen Arbeitsplatz, den Sie als „Aktivitätsinsel" einrichten wollen. Gehen Sie anschließend die fünf Schritte des Leitfadens zur Gestaltung einer „Aktivitätsinsel" (siehe unten) durch.

Gestalten Sie im Laufe der Zeit jeden Ihrer stationären Arbeitsplätze zu einer vollständigen „Aktivitätsinsel". Zum Beispiel sollten sowohl im Bad als auch im Gäste-WC alle notwendigen Reinigungsmittel deponiert werden. Im Büro sollte der Schreibtisch entsprechend gestaltet werden, aber auch eine Sitzmöglichkeit am Kopierer vorhanden sein. Ordnen Sie in der Küche die gebräuchlichsten Gegenstände, wie Salz, Pfeffer, bestimmte Gewürze und Kochgeräte, in bequemer Entfernung um den Herd herum an. Achten Sie darauf, dass eine Stehhilfe und andere Sitzgelegenheiten zur Verfügung stehen sowie die wichtigsten Dinge aus Schränken und Schubladen mit einem Griff verfügbar sind.

Leitfaden zur Gestaltung einer „Aktivitätsinsel"

Schritt 1 Identifizieren Sie zunächst einen Arbeitsplatz, z. B. Küche, Bad, Schreibtisch, Werkstatt, Waschkeller, Garten

Schritt 2 Unterteilen Sie die räumlich-gegenständlichen Gegebenheiten in
a) festgelegte Strukturen
b) flexible Strukturen

Schritt 3 Analysieren Sie, welche der festgelegten Strukturen sich im Sinne des Fatigue Managements ungünstig auswirken. Hier können entsprechende Hilfsmittel zur Reduzierung des Energieaufwandes eingesetzt oder Umbaumaßnahmen in Erwägung gezogen werden. Diverse Hilfsmittelkataloge sowie eine Recherche in der Hilfsmitteldatenbank von REHADAT (siehe Kapitel *Internetquellen und Downloads*) können dabei eine Orientierung bieten.

Schritt 4 Analysieren Sie, welche der flexiblen Strukturen sich im Sinne des Fatigue Managements ungünstig auswirken. Überlegen Sie sich zusammen mit den beteiligten Personen (z. B. Lebenspartner, Kinder, Mitbewohner) entsprechende Veränderungsmöglichkeiten.

Schritt 5 Nehmen Sie die Veränderungen vor, probieren Sie diese aus und passen Sie sie nötigenfalls an. Hilfsmittel sollten nach Möglichkeit ebenfalls erprobt und ggf. angepasst werden.

Entwickeln Sie weitere Ideen zur energiesparenden Durchführung der Aktivität.

Tipp: Für die Gestaltung einer oder mehrerer Aktivitätsinseln im privaten oder beruflichen Bereich kann es hilfreich sein, sich vor Ort von einem Ergotherapeuten beraten zu lassen. Neben der fachkundigen Unterstützung bei der Realisierung Ihrer Pläne kann ein Ergotherapeut Sie über die Wege der Hilfsmittelfinanzierung informieren. **!**

Kleine Ursache – große Wirkung: Das Bad von Erika G.

Frau G. ist 46 Jahre alt und leidet seit acht Jahren an MS-bedingter Fatigue. Die täglich empfundene Müdigkeit schränkt sie bereits bei den morgendlichen Abläufen ein. Ihr Bad befindet sich im ersten Stock eines Einfamilienreihenhauses und hat eine Grundfläche von ca. 8 m^2. Es gibt eine Toilette, ein Waschbecken, eine Dusche sowie eine nicht genutzte Badewanne. Für die Pflegemittel wie Deodorant, Seife, Parfum, Toilettenpapier, Cremes etc. sind in einer Nische neben der Heizung vier einzelne Regale in einer Höhe zwischen 60 cm und 190 cm angebracht. Die vier Regale stellen den einzigen Stauraum in dem kleinen Bad dar. Die Gegenstände stehen deshalb in zwei bis drei Reihen hintereinander. Die Putzmittel für das Bad befinden sich im Besenschrank in der Küche ein Stockwerk tiefer.

Unveränderbare Strukturen sind:
- Größe des Bades
- Standort und Höhe der Toilette, des Waschbeckens, der Dusche und der Badewanne
- Ort und Höhe der Regale

Veränderbare Strukturen sind:
- Anzahl und Anordnung der Badutensilien
- Standort der Badputzmittel
- Fehlende Sitzgelegenheit(en) zum Waschen
- Ausnutzung von Freiräumen, z. B. unter dem Waschbecken

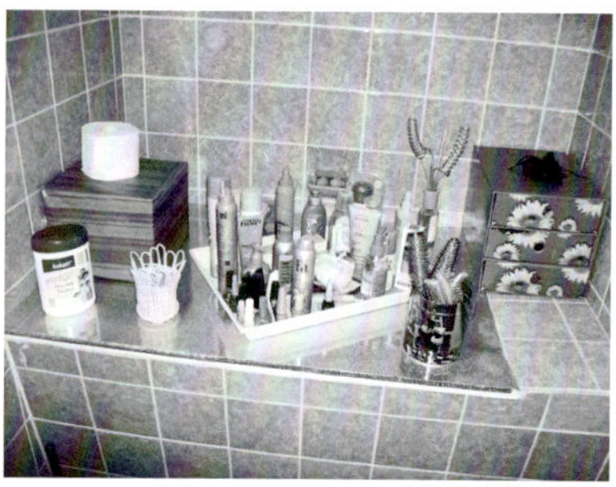

Abb. 16: Badewanne mit Abdeckung

Die Badewanne wird zwar nicht genutzt, muss aber trotzdem regelmäßig mit geputzt werden. Dies erfordert einen recht hohen Energieaufwand, da dies weitestgehend in gebeugter Haltung oder kniender Position durchgeführt werden muss. Hierbei schafft eine Abdeckung der Badewanne Abhilfe (siehe Abb. 16). Ihr Ehemann lässt eine Sperrholzplatte im Baumarkt anfertigen und versieht diese mit selbstklebender Folie. Die Badewanne verstaubt somit nicht mehr und das Bad ist um eine große Ablagefläche reicher. Um den Energieaufwand beim Duschen zu reduzieren, wird in der Dusche ein Duschklappsitz fest installiert. Dieser lässt sich je nach Bedarf an die Wand klappen, z. B. wenn der Ehemann duschen möchte oder die Dusche gereinigt wird.

Um etwas vom obersten Regal nehmen zu können, muss Frau G. sich strecken und z. T. auch auf die Zehenspitzen stellen. Steht ein Gegenstand noch etwas tiefer im Regal, muss sie sich sogar einen kleinen Hocker zur Hilfe nehmen. Auch wenn dies nicht häufig vorkommt, wird hier regelmäßig unnötig viel Energie eingesetzt. Für Frau G. ist es allerdings wichtig, dass keine zusätzlichen Regale angebracht werden, da dies das kleine Bad weiter einengen würde. Bei genauerer Betrachtung der Regale fällt auf, dass viele Gegenstände nur sehr selten zum Einsatz kommen oder ausschließlich einem dekorativen Zweck dienen. Also sortiert Frau G. zunächst überflüssige Sachen aus. Die übrigen Dinge werden übersichtlich in die mittleren zwei Regale und auf die Badewannenabdeckung verteilt. Auf dem untersten und obersten Regal stehen nun ausschließlich dekorative Gegenstände.

Zur Erweiterung des Stauraums soll der Spiegel durch einen Spiegelschrank ersetzt werden. Die dort deponierten Dinge verstauben weniger, womit sich der Putzaufwand weiter verringert. Ein kleines, unter dem Waschbecken eingefügtes Schränkchen wird zukünftig die Badputzmittel beinhalten, damit Frau G. diese nicht jedes Mal aus der Küche hoch und wieder herunter tragen muss.

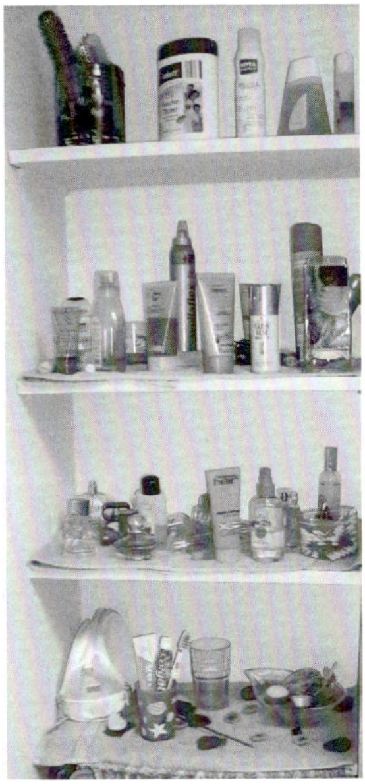

Abb. 17: Regal vorher, es kostete Mühe, Kosmetikartikel zu erreichen

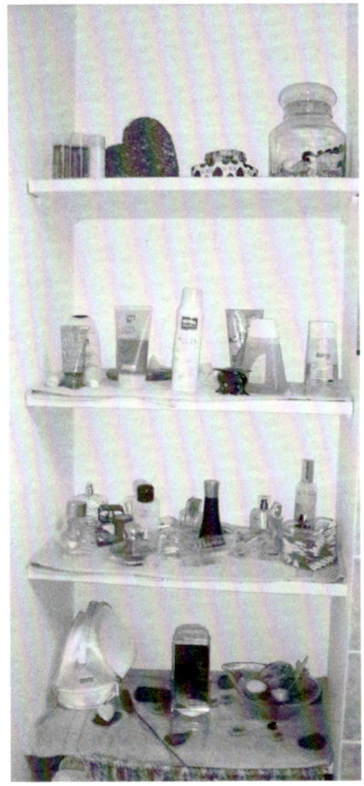

Abb. 18: Häufig benutzte Utensilien sind jetzt in greifbarer Höhe untergebracht

Durch die Neugestaltung des Bades spart Frau G. selbstverständlich nur in einem kleinen Teilbereich ihrer Lebenswelt Energie. Darüber hinaus hat sie aber die Erfahrung gemacht, ihre Fatigue positiv beeinflussen zu können. Sie hat das Gefühl, ihr Leben wieder in die Hand nehmen zu können und hat schon Ideen für die Gestaltung ihrer Küche im Kopf. Dies als „Selbstwirksamkeit" bezeichnete Gefühl hat direkten Einfluss auf die Ausprägung der Fatigue. Je mehr Selbstwirksamkeit jemand empfindet, desto geringer ist die subjektiv empfundene Schwere der Fatigue. [21]

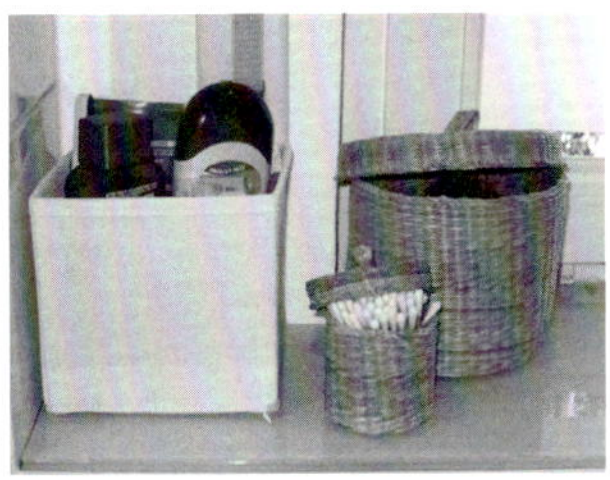

Abb. 19: Einzelteile können griffbereit in Körbchen verstaut werden

Lektion 5: Prioritäten setzen

Jeder Mensch setzt im Laufe seines Lebens immer wieder neue Prioritäten. Das geschieht in der Regel automatisch bzw. unbewusst. Zu einer bewussten Entscheidung kommt es meistens erst dann, wenn wir für irgendetwas mehr Zeit brauchen, z. B. zur Vorbereitung auf eine Prüfung oder während einer längeren Renovierungsphase. Bei chronischer Fatigue besteht die Gefahr von schleichenden und unbewussten Veränderungen in der Lebensgestaltung. Lustbetonte Aktivitäten, wie Ausgehen, Musizieren oder andere wohltuende Hobbys, werden häufig zugunsten der Pflichterfüllung zuerst aufgegeben. Ohne Prioritäten zu setzen, türmen sich jedoch ständig bestimmte Dinge unerledigt auf, können wichtige soziale Kontakte nicht gepflegt und viele Aktivitäten nicht befriedigend erledigt werden. Das Leben verliert an Freude und Qualität. Die Folgen sind Frustration und die Zunahme der Fatigue (siehe Abb. 1, Negativspirale). Diese Lektion soll Sie dazu anregen, sich Ihrer Prioritäten bewusst zu werden und Sie zu aktiven Entscheidungen motivieren.

Stellen Sie sich folgende Fragen und notieren Sie die Antworten auf eine leere Seite in Ihrem Kalender:

- Was **muss** ich in den nächsten zwei Tagen unbedingt erledigen?
- Was **möchte** ich gerne tun?
- Was **erwarten** andere von mir?
- **Wie viel** Energie verlangen mir diese Aktivitäten ab?
- Was lässt sich problemlos von meiner Liste **streichen**?
- Was kann ich **delegieren?**

Achten Sie bei Ihren Überlegungen darauf, dass Sie neben den Aktivitäten zur Selbstversorgung und Produktivität auch wohltuende Freizeitaktivitäten berücksichtigen. Tun Sie, was Sie tun müssen **und** was Sie tun möchten!
Für die Aktivitäten, die Sie in den nächsten zwei Tagen tatsächlich erledigen werden, überlegen Sie sich nun Veränderungsmöglichkeiten (Modifikationen). Beispielsweise können Sie darauf achten, besonders anstrengende Aktivitäten zu einer energiemäßig günstigeren Tageszeit durchzuführen, zusätzliche Ruhepausen einzuplanen und Abläufe durch entsprechende Strategien und Hilfsmittel zu vereinfachen. Tragen Sie nun Ihre notwendigen Ruhepausen sowie die modifizierten Aktivitäten in Ihren Kalender ein. Erproben Sie Ihre Planung und notieren Sie Ihre Erfahrungen.

Denken Sie auch darüber nach, ob Sie bestimmte Aktivitäten teilweise oder ganz abgeben können. Es sollten Aktivitäten sein, denen Sie persönlich nicht so viel Wichtigkeit einräumen. Überlegen Sie, ob es innerhalb der Familie, im Freundes- oder Kollegenkreis Personen gibt, die dafür infrage kommen. Vielleicht gibt es auch junge Menschen in der Nachbarschaft, die Ihnen freiwillig oder gegen ein kleines Taschengeld bestimmte Aufgaben, wie Rasen mähen, Unkraut jäten, Schnee schippen oder Einkaufen, abnehmen würden. Sie haben auch die Möglichkeit, diverse professionelle Hilfsdienste wie Einkaufslieferungen oder Essen auf Rädern in Anspruch zu nehmen sowie eine Putzhilfe zu engagieren.

Beispiele:
Ein prominenter Vertreter für das konsequente Setzen von Prioritäten ist Franklin D. Roosevelt, von 1933 bis 1945 Präsident der Vereinigten Staaten von Amerika. Roosevelt erkrankte im Alter von 39 Jahren an Poliomyelitis (Kinderlähmung), was die Lähmung seiner Beine sowie reduzierte Energie- und Kraftreserven zur Folge hatte. Obwohl er durchaus in der Lage war, sich selbstständig anzukleiden, entschied er, seine begrenzte Energie nicht daran zu verschwenden, sondern dafür lieber die Hilfe einer Pflegeperson in Anspruch zu nehmen. Im Zuge seiner Amtsausübung war er durch die Fatigue gezwungen, seine gesamte Arbeitsweise zu optimieren und langfristiges, strategisches Denken zu entwickeln.

Die Tätigkeit „Bügeln" kostet die 32-jährige Silke P., die unter tumorbedingter Fatigue leidet, nicht nur Energie. Bügeln zu müssen, erzeugte bei ihr schon immer einen großen Widerwillen – was ihr wiederum noch mehr Energie abverlangt. Da ihre Mutter ihr gerne im Haushalt hilft, wurde das Bügeln nach Absprache an sie abgegeben. Nach dem Waschgang hängt Silke P. die Bügelwäsche auf einen Wäscheständer in der Waschküche, sodass die Wäsche von ihr auch nicht die Treppen hochgetragen werden muss. Die Mutter holt sich die Wäsche zum Bügeln und räumt anschließend auch noch alles in die Schränke.

Lektion 6: Planen

Vorausschauendes Planen gehört zu den wichtigsten Instrumenten eines effektiven Fatigue Managements. Indem mehrere Tage und Ereignisse im Voraus durchdacht werden, können unter Berücksichtigung des durchschnittlichen Energieverlaufes gezielt Ruhezeiten eingeplant, Prioritäten gesetzt und andere Personen einbezogen werden. Außerdem ermöglicht Planung, die Ausgewogenheit von Verpflichtungen und lustbetonten Aktivitäten sicherzustellen.

„Seitdem ich an MS erkrankt bin, ermüde ich deutlich schneller als vor der Erkrankung. Lange habe ich versucht, dagegen anzukämpfen. Aber ich komme besser klar, seitdem ich mir den Tag in Etappen einteile und gezielt Pausen mache."

Nicole A., 43 Jahre, seit 14 Jahren an MS erkrankt

Überlegen Sie sich einen Tag in der Woche, an dem Sie zukünftig die schriftliche Planung für die folgende Woche vornehmen möchten. Berücksichtigen Sie dabei die Inhalte der vorausgegangenen Lektionen. Die Planung dient dazu, die zu erledigenden Aufgaben und Wünsche Ihrem Energielevel anzupassen. Sie ist nicht dazu gedacht, möglichst viele Termine zu koordinieren. Achten Sie deshalb darauf, inklusive Ruhepausen und Freizeitaktivitäten maximal 60 % des Tages zu verplanen. Das heißt, wenn Sie Ihren Tag vom Aufstehen um 07.00 Uhr bis zur Nachtruhe um 22.00 Uhr planen, sollten Sie insgesamt nicht mehr als neun Stunden über den Tag verteilt mit Inhalt gefüllt haben. Die restlichen sechs Stunden sollten Ihr täglicher Zeitpuffer sein, um Verschiebungen im Alltag, z. B. durch zusätzliche Ruhepausen, zu ermöglichen. Dadurch vermeiden Sie Stress sowie das Risiko, wichtige Termine nicht wahrnehmen zu können.

!

Tipp: Für einen erholsamen Schlaf empfehlen Schlafmediziner eine Stunde vor dem Schlafengehen ruhige und entspannende Aktivitäten wie lesen, Musik hören, spazieren gehen. Auf fernsehen sollte in dieser Zeit verzichtet werden.

Die Wochenplanung ist allerdings nicht als starres Regelwerk, sondern als Arbeitsgrundlage zu verstehen. Ein flexibler Umgang mit Ihrer Planung ist sehr wichtig, z. B. wenn Sie doch mehr bzw. längere Ruhepausen brauchen oder weniger erledigen können, als Sie sich vorgenommen haben. Mögliche Schwierigkeiten können bei der Planung oftmals vorhergesehen und Handlungsoptionen bzw. -alternativen überlegt werden („Plan B"). Überlassen Sie möglichst wenig dem Zufall.

- Überlegen Sie sich im Vorfeld, was Sie am ehesten aus Ihrer Planung wieder streichen bzw. an andere delegieren können.
- Wenn Sie unterwegs sind, sollten Sie die Rufnummer und Geld für ein Taxi dabei haben, falls Sie den Bus oder die Bahn verpassen.
- Gibt es jemanden, den Sie zur Not anrufen können, wenn Sie dringend irgendwo abgeholt werden müssen?
- Welche Möglichkeiten haben Sie, sich auszuruhen, wenn mehr Pausen nötig sind?

Vorausschauendes Planen ist eine Gewohnheit, die etabliert werden muss. Je mehr Sie sich damit beschäftigen, desto mehr wird es für Sie zur Selbstverständlichkeit. Außerdem werden Sie dadurch viele eigene Ideen für eine energieeffiziente Tages- bzw. Wochenplanung entwickeln. Hier einige Tipps für den Anfang:

- Planen Sie die Hauptmahlzeiten für eine Woche im Voraus, vor allen Dingen, wenn Sie auch für andere kochen. Verdoppeln Sie beim Schreiben der Einkaufsliste regelmäßig die Zutaten, sodass Sie nach dem Kochen eine oder mehrere Portionen einfrieren können. So sparen Sie an schlechteren Tagen Zeit und Energie und haben trotzdem etwas Leckeres zu essen. Halten Sie auch immer diverse Fertiggerichte bereit.
- Besondere Ereignisse, wie z. B. ein Kindergeburtstag, sollten von langer Hand vorbereitet und die anfallenden Aufgaben auf mehrere Schultern verteilt werden. Vielleicht mag die Oma die Kuchen backen und der Onkel oder die Patentante schmückt gemeinsam mit Ihnen die Wohnung. Mit einer Doppelhub-Ballonpumpe können Luftballons bequem und ohne großen Energieaufwand aufgeblasen werden. Beim Aufräumen könnte eine Mutter bzw. ein Vater der eingeladenen Kinder einbezogen werden.
- Wenn Sie beruflich oder privat mit dem Auto unterwegs sind, sollten Sie sich vorher über die örtlichen Parkmöglichkeiten informieren, diese sollten möglichst nah am Zielort sein und keine lange Suche erfordern. Anderenfalls wägen Sie ab, ob alternative Fahrtmöglichkeiten besser geeignet sind, z. B. öffentliche Verkehrsmittel oder eine Fahrgemeinschaft.
- Wenn Sie öffentliche Verkehrsmittel benutzen, achten Sie immer auf aktuelle Pläne, um längere Wartezeiten an Bus- oder Bahnhaltestellen zu vermeiden. Steigen Sie so in die U-Bahn ein, dass Sie an der Zielhaltestelle möglichst nah an den Aufzügen aussteigen.

Für Flugreisen können Sie an allen größeren deutschen Flughäfen Begleitdienste in Anspruch nehmen. Diese helfen Ihnen beim Transport des Gepäcks vom Auto zum Flughafen und beim Einchecken. Außerdem haben Sie die Möglichkeit, sich bei längeren Wegen durch den Flughafen mit einem kleinen Elektrowagen fahren zu lassen. Dieser Service sollte mehrere Wochen im Voraus telefonisch angemeldet werden. Auch die Bahn bietet Unterstützungsmöglichkeiten für die Reise oder den Gepäckversand an. Z. B. können Sie Ihr Gepäck zu Hause abholen und am Urlaubsort anliefern lassen.

Lektion 7: Quo vadis?

In den vorangegangenen Lektionen haben Sie viele unterschiedliche Anregungen bekommen, Ihr Verhalten und Ihre Alltagsgestaltung an Ihr persönliches Energieniveau anzupassen. Manche Aspekte des Selbstmanagements haben sich wahrscheinlich gut in Ihren Alltag integrieren lassen, andere brauchen vielleicht etwas mehr Zeit oder Überwindung. Diese Lektion soll dazu beitragen, dass Sie möglichst viele Prinzipien des Fatigue Managements fest in Ihr Leben integrieren und eigenständig weiterentwickeln.

Die unten stehende Checkliste zeigt 16 Aspekte einer energie- und kräfteschonenden Alltagsgestaltung auf, die direkt aus den Lektionen 1–6 resultieren. Je mehr dieser Aspekte Sie in Ihren Alltag integrieren, desto mehr Möglichkeiten stehen Ihnen zur Verfügung, die Kontrolle über Ihre Fatigue zu bekommen. Gehen Sie die 16 Punkte der Checkliste durch. Bei den Aspekten, die Sie schon fest in Ihren Alltag übernommen haben, machen Sie ein Kreuz im linken Kästchen. Sollten Sie das Genannte schon ausprobiert, aber noch nicht fest in Ihren Alltag übernommen haben oder mit der Umsetzung noch nicht zufrieden sein, kreuzen Sie das Kästchen in der Mitte an. Wenn Sie etwas noch gar nicht ausprobiert haben oder der erste Versuch nicht erfolgreich war, setzen Sie das Kreuz in das rechte Kästchen.

Suchen Sie sich nun den Aspekt mit einem mittleren oder rechten Kreuz heraus, von dem Sie meinen, dass Sie diesen in den nächsten ein bis zwei Wochen in Angriff nehmen können. Sollten Sie sich mit einem oder mehreren Aspekten überfordert fühlen, überlegen Sie, ob Sie dafür Hilfe aus dem Familien- und Freundeskreis oder ggf. professionelle Hilfe eines Therapeuten benötigen.

Gehen Sie die Checkliste in regelmäßigen Abständen immer wieder durch. Einige wünschenswerte Verhaltensweisen schleichen sich auch schnell wieder aus dem Alltag aus. Die Checkliste hilft Ihnen dabei, dies zu kontrollieren.

Checkliste einer energie- und kräfteschonenden Alltagsgestaltung			
			Ich führe regelmäßig ein Energieprotokoll.
			Ich lege während längerer Aktivitäten Pausen ein, bevor ich Erschöpfung zeige.
			Ich füge gezielt mehrere Ruhepausen in meinen Tagesablauf ein.
			Ich lege zusammengenommen mindestens eine einstündige Ruhepause pro Tag ein.
			Ich spreche mit anderen Menschen über meine Fatigue.
			Ich nehme ungünstige Arbeitshöhen wahr und verändere sie nach Möglichkeit.
			Ich setze mich bei bestimmten Aktivitäten hin, sodass ich weniger Kraft und Ausdauer aufwenden muss.
			Ich verändere die Anordnung von Arbeitsmitteln und Gegenständen, sodass ich schneller und einfacher an sie herankomme.
			Ich suche mir alle notwendigen Gegenstände zusammen, bevor ich mit einer Aktivität beginne.
			Ich gebe Teile bestimmter Aktivitäten an andere ab.
			Ich gebe bestimmte Aktivitäten ganz an andere ab.
			Ich setze kraftsparende Arbeits- bzw. Hilfsmittel im Alltag ein.
			Ich verändere den Zeitpunkt bestimmter Aktivitäten.
			Ich gestalte meine Arbeitsplätze zur „Aktivitätsinsel“.
			Ich nehme eine schriftliche Planung der nächsten Tage bzw. Woche vor.
			Ich achte darauf, nicht mehr als 60 % des Tages fest zu verplanen.

Checkliste nach Packer et al. [20], modifiziert von H. Lorenzen

Um Ihre persönlichen Erfahrungen mit dem Fatigue Management zu verarbeiten und um individuelle Ziele konkret zu formulieren, sprechen Sie mit einer vertrauten Person oder Ihrem Therapeuten. Erzählen Sie von den positiven und negativen Erfahrungen, von Erfolgserlebnissen und Rückschlägen, von eigenen Ideen und Zukunftsplänen. Sie können sich natürlich auch wie zu Beginn dargestellt von einer Person interviewen lassen. Egal welchen Weg Sie wählen, nehmen Sie das Gespräch mit einem Diktiergerät oder Ihrem Handy auf und schreiben Sie das Wesentliche anschließend nieder. Das hilft Ihnen bei der Umsetzung Ihrer Ziele und Sie können beim Aufschreiben auch noch ein bisschen an den Details Ihrer Zukunftsplanung feilen. Ihrer Fantasie sind dabei keine Grenzen gesetzt.

Das **Tages-** und **Wochenprotokoll** auf den Seiten 63 und 64 können Sie im Format DIN A4 downloaden unter

https://www.skvshop.de/shop/images/files/editor/file/Zusatzdownloads_frei/Download_Fatigue_3Auflage2023.pdf

Tagesprotokoll zur Erstellung eines Energieprofils

Wochentag: ______________________ Datum: ______________________

Besonderheiten (z. B. Qualität des Nachtschlafes, besondere Erlebnisse, Abweichungen von der Routine) : ______________________

____

voller Energie	10								
	9								
	8								
	7								
	6								
	5								
	4								
	3								
	2								
keine Energie	1								
	0								

	6:00–8:00	8:00–10:00	10:00–12:00	12:00–14:00	14:00–16:00	16:00–18:00	18:00–20:00	20:00–22:00	22:00–24:00
durchgeführte Aktivitäten und Bemerkungen									

Wochenprotokoll zur Erstellung eines Energieprofils

Monat ______________________ Woche vom ______________________ bis ______________________

Besonderheiten: ____

voller Energie

keine Energie

	Montag	Dienstag	Mittwoch	Donnerstag	Freitag	Samstag	Sonntag
10							
9							
8							
7							
6							
5							
4							
3							
2							
1							
0							
durchgeführte Aktivitäten und Bemerkungen							

Weiterführende Informationen

Messen

Rehabilitationsmessen stellen eine gute Möglichkeit dar, alle Arten von Hilfs- und Pflegemittel kennenzulernen, sich über Finanzierungsmöglichkeiten und behindertengerechte Reisen zu informieren sowie persönliche Kontakte zu Selbsthilfegruppen und Interessenverbänden zu knüpfen. Zahlreiche Stände mit auskunftsfreudigen Mitarbeitern bieten individuelle Beratungen und geben viele Anregungen für ein selbstbestimmtes Leben. Neben vielen kleineren Reha-Messen finden z. B. in Düsseldorf (Rehacare – jährlich) und Karlsruhe (REHAB – alle 2 Jahre) sehr große Messen statt.
Infos unter www.rehacare.de und www.rehab-karlsruhe.com

Internetquellen und Downloads

- Zum Thema Myalgische Encephalomyelitis bzw. Chronisches Fatigue-Syndrom (ME/CFS) gibt es im Internet einige sehr informative Websites mit vielen kostenlosen Downloads, Informationsmaterial und der Möglichkeit zum Austausch, z. B. www.fatigatio.de, www.mecfs.de und www.cfs-aktuell.de

- Die Kanadischen Konsensuskriterien zur Diagnstik von ME/CFS können auf der Website der Charité Berlin heruntergeladen werden: https://cfc.charite.de/fileadmin/user_upload/microsites/kompetenzzentren/cfc/Landing_Page/Kanadische_Kriterien_Bell.pdf

- Die Deutsche Fatigue Gesellschaft hat es sich zur Aufgabe gemacht, die Entstehung und Behandlung tumorbedingter Fatigue zu erforschen und darüber zu informieren. Auf der Website findet sich unter anderem die Broschüre „Fitness trotz Fatigue" mit konkreten Übungen und Tipps, wie Ausdauer und Kraft auf schonende Art in Eigenregie trainiert werden können. Download unter: www.deutsche-fatigue-gesellschaft.de

- Die Deutsche Krebsstiftung hat im Rahmen der German Cancer Survivor Week 2021 eine Online-Expertenrunde einberufen, in der aktuelle Erkenntnisse und Empfehlungen zum Thema Chronische Erschöpfung bei Krebs diskutiert werden. Zu sehen auf Youtube.

Weitere ausführliche Informationen und Forschungsergebnisse über Krebs und dadurch bedingte Fatigue findet man unter: www.krebsgesellschaft.de, www.krebshilfe.de und www.deutsche-krebsstiftung.de

- Wer sich über Selbsthilfegruppen informieren möchte oder Unterstützung bei der Gründung einer solchen sucht, sollte mal auf folgende Websites schauen: www.nakos.de und www.selbsthilfenetz.de (NRW).

- Die Deutsche Multiple Sklerose Gesellschaft (DMSG) bietet eine sehr aktuelle und ausführliche Seite rund um die Multiple Sklerose. Man findet viele Einträge, die in Zusammenhang mit Fatigue stehen, wie z. B. Ergebnisse von Medikamentenstudien, sexuelle Funktionsstörungen, Kongressberichte, Broschüren, Leitlinien zur Behandlung der MS. Die DMSG ist auch Herausgeber der Informationsbroschüre „Energie Manager", die gegen eine Schutzgebühr von 1 Euro bestellt werden kann. Infos unter: www.dmsg.de

- Die Deutsche Rheumaliga hat im Februar ein einstündiges Expertenvideo zur Rheuma bedingten Fatigue herausgegeben, welches auf Youtube angesehen werden kann. Der Titel lautet: „Wo kommt nur diese Müdigkeit her? Rheuma und Fatigue".

- REHADAT ist ein kostenlos zugängliches Informationssystem zur beruflichen Rehabilitation mit umfangreicher Hilfsmitteldatenbank und vielen Fallbeispielen. Eine Video-Demotour erleichtert den Einstieg in die Recherche. www.rehadat.de

- Unterschiedliche dreispurige Fahrradmodelle sowie entsprechendes Zubehör können über die Websites folgender Hersteller bestellt werden (Auswahl des Autors): www.hasebikes.com, www.hpvelotechnik.com und www.anthrotech.de

- Wer zu Hause auf sich selbst gestellt ist und im Haushalt nicht mehr alles bewältigt, kann sich durch die Organisation haushaltsnaher Dienstleistungen entlasten. Die Verbraucherzentrale erklärt auf ihrer Website, worauf Sie achten müssen und wann evtl. die Kranken- oder Pflegeversicherung die Kosten übernimmt. Geben Sie dazu unter www.verbraucherzentrale.de den Suchbegriff „Haushaltshilfen" ein.

Buch- und Filmtipps

- Nils Winkler und Gitta Meier: „Das Monster danach“, CoCoNo GmbH 2022, 13,99 EUR
  Das Buch erläutert das Krankheitsbild ME/CFS auf verständliche und anschauliche Art. Das notwendige Basiswissen für Gespräche mit Ärzten wird ebenso vermittelt wie Hilfe bei sozialen Fragen, wie die Anerkennung einer Behinderung, Reha und Rente.

- Jennifer Brea: „Unrest“ (2017)
  In diesem preisgekrönten Dokumentarfilm wird der Zuschauer Zeuge der persönlichen ME/CFS Krankheitsgeschichte Breas. Auf ihrer Suche nach Antworten begibt sich Brea auf eine virtuelle Reise um die Welt, auf der sie anderen ME/CFS-Patienten und deren Angehörigen begegnet. Sie schöpft daraus den Mut, den Kampf mit und gegen die Krankheit aufzunehmen. Unrest ist – in Originalton mit deutschen Untertiteln – bei Streamingdiensten (z. B. Netflix) erhältlich.

- Stefanie Nüßlein und Dr. med. Cornelia Ott: „Mit Long COVID zurück ins Leben“, Südwest Verlag 2022, 20 EUR
  Das Buch richtet sich an alle Long-COVID-Betroffene und deren Angehörige. Die Autorinnen geben tiefe Einblicke in das Leben mit Long COVID sowie klare, leicht umsetzbare Tipps und Übungen für den Alltag.

- Jon Kabat-Zinn: „Im Alltag Ruhe finden“, Fischer Verlag (Tb.) 6. Auflage 2015, 10,99 EUR
  Das allgemein verständlich geschriebene Buch vermittelt einen Einblick in die Achtsamkeitsmeditation als Mittel zur Stressreduktion und für ein bewussteres Leben. Hintergründe zur Wirkung der Meditation, meditative Texte und viele praktische Übungen ermöglichen den Transfer in den Alltag. Die Prinzipien und Praktiken des Energie- bzw. Fatigue Managements können durch die Praxis der Achtsamkeit effektiv unterstützt werden.

- Florian Woracek: „40 essenzielle Tipps beim E-Bike Kauf“, Independently published, 4. Auflage 2021, 10,69 EUR
  Der Kauf eines E-Bikes ist eine Investition. Dieser Ratgeber macht auf viele Punkte aufmerksam, die man vor dem Kauf eines E-Bikes beachten sollte.

Quellenverzeichnis

Literatur

[1] Wolf, A. (2008). Burnout und Chronic Fatigue Syndrom (CFS). Journal of Preventive Medicine (4), 170–180

[2] Krupp, L. B.; Christodoulou, C.; Schombert, H. Multiple Sclerosis and Fatigue. In: DeLuca, J. (2005). Fatigue as a window to the brain. Cambridge, Massachusetts: MIT Press

[3] Krupp, L. B. (2003). Fatigue. Philadelphia: Butterworth Heinemann

[4] Braley, T. J.; Chervin, A. D. (2010). Fatigue in multiple sclerosis: mechanisms, evaluation and treatment. SLEEP 33(8), 1061–1067

[5] Flachenecker, P. (2015). Fatigue bei Multipler Sklerose. Nervenheilkunde 34(9), 685–689

[6] Friedman, J. H.; Friedman, H. (2001). Fatigue in Parkinson's disease: a nine-year follow-up. Mov Disord. 16(6), 1120–1122

[7] Herlofson, K.; Larsen, J. P. (2002). Measuring fatigue in patients with Parkinson's disease – the Fatigue Severity Scale. Eur J Neurol. 9(6), 595–600

[8] Sobrero, A.; Puglisi, F.; Guglielmi, A. et al. (2001). Fatigue: a main component of anemia symptomatology. Semin Oncol 28, 15–18

[9] Stulemeijer, M.; Fasotti, L.; Bleijenberg, G. Fatigue after Stroke. In: DeLuca, J. (2005). Fatigue as a window to the brain. Cambridge, Massachusetts: MIT Press

[10] Eskes, G. A.; Lancot, K. L.; Herrmann, N. et al. (2015). Canadian stroke best practice recommendations: mood, cognition and fatigue following stroke practice guidelines, update 2015. Int J Stroke 10(7): 1130–1140

[11] Elovic, E. P.; Dobrovic, N. M.; Fellus, J. L. Fatigue after traumatic brain injury. In: DeLuca, J. (2005). Fatigue as a window to the brain. Cambridge, Massachusetts: MIT Press

[12] Scheibenbogen, C.; Grabowski, P. (2018). Das Chronische Fatigue Syndrom – eine unterschätzte Erkrankung. Forum Sanitas, 3. Ausgabe

[13] Koczulla, A. R. et al. (2021). S1-Leitlinie Post-COVID/Long-COVID. Publiziert bei: AWMF online (www.awmf.org)

[14] Duhm, L.; Hackenbroch, V.; Kiel, V.; Kullmann, K.; Rydlink, K.: Die stille Seuche. In: DER SPIEGEL, 31/2021

[15] Häuser, W.; Almouthasseb, R.; Muthny, F. A. et al. (2003). Validierung der deutschen Version der Fatigue Impact Scale FIS-D. Z Gastroenterol 41, 973–982

[16] Güner-Capraz, N. (2005). Fatigue und Lebensqualität bei Patienten mit chronischer Hepatitis C. Dissertation, RWTH Aachen

[17] Valko, P. et al. (2008). Validation of the Fatigue Severitiy Scale in a Swiss Cohort. SLEEP 31(11), 1601–1607

[18] Fisk, J. D.; Ritvo, P. G.; Ross, L. et al. (1994). Measuring the functional impact of fatigue: initial validation of the fatigue impact scale. Clinical Infectious Diseases, 18 Suppl 1: 79–83

[19] Broicher, S. D.; Filli, L.; Geisseler, O.; Germann, N.; Zörner, B.; Brugger, P.; Linnebank, M. (2018). Positive effects of fampridine on cognition, fatigue and depression in patients with multiple sclerosis over 2 years. Journal of Neurology 265(5), 1016–1025

[20] Packer, T.; Brink, N.; Sauriol, A. (1995). Managing Fatigue. Tuscon, Arizona: Therapy Skill Builders

[21] Van der Werf et al. (2003). The role of helplessness as mediator between neurological disability, emotional instability, experienced fatigue and depression in patients with multiple sclerosis. Multiple Sclerosis 9, 89–94

Glossar

ALS	Amyotrophe Lateralsklerose
Autoimmunerkrankung	Oberbegriff für Erkrankungen, bei denen das Immunsystem körpereigenes Gewebe zerstört
Burnout	anhaltender Erschöpfungszustand aufgrund chronischer Überlastung und Stress
COPD	Chronisch obstruktive pulmonale Dysfunktion
Delir	Oberbegriff aller organischen Psychosyndrome mit Bewusstseinsstörung
Depression	affektive Störung, die sich in einem Zustand von Niedergeschlagenheit äußert
Dysfunktion	Störung in den Abläufen körperlicher Funktionen
Dysregulation	Regulationsstörung von Körperfunktionen
Endokrines System	das Hormonsystem des Körpers
Fibromyalgie	nicht-entzündliche Schmerzerkrankung
Glykoproteine	organische Verbindungen, bestehend aus Eiweißen und Kohlenhydraten
gonadotrop	auf die Gonaden (Geschlechts- bzw. Keimdrüsen) wirkend
Homöopathie	alternativmedizinische Heilmethode zur Stärkung der Selbstheilungskräfte
hypophysär	die Hypophyse betreffend
Hypophyse	Hirnanhangdrüse, zentrales Steuerorgan des Hormonstoffwechsels
hypothalamisch	den Hypothalamus betreffend
Hypothalamus	Abschnitt des Zwischenhirns
Interferon	Protein mit immunstimulierender Wirkung
ME/CFS	Myalgische Encephalomyelitis/ Chronisches Fatigue Syndrom
MRT	Magnetresonanztomographie
MS	Multiple Sklerose

Myelinscheide	elektrisch isolierende Ummantelung der Nervenzellfortsätze
Narkolepsie	neurologische Erkrankung des Wach-Schlaf-Rhythmus mit starkem Schlafdrang
Parkinson	langsam fortschreitende neurologische Erkrankung
Partizipation	Teilhabe am gesellschaftlichen Leben
Rekonvaleszenz	Genesung, Erholung von einer Krankheit
Reliabilität	Gütekriterium für die formale Genauigkeit wissenschaftlicher Messungen (Verlässlichkeit)
Rheumatoide Arthritis	häufigste schmerzhaft-entzündliche Erkrankung der Gelenke
SHT	Schädel-Hirn-Trauma
Somatoforme Störung	Oberbegriff für körperliche Beschwerden ohne klare organische Ursache
Systemischer Lupus erythematodes	systemische Autoimmunerkrankung des entzündlich rheumatischen Formenkreises
Validität	Gütekriterium für die wissenschaftliche Belastbarkeit einer Aussage (Gültigkeit)
Zytokine	körpereigene Botenstoffe, regulieren vor allem Wachstum und Differenzierung von Zellen